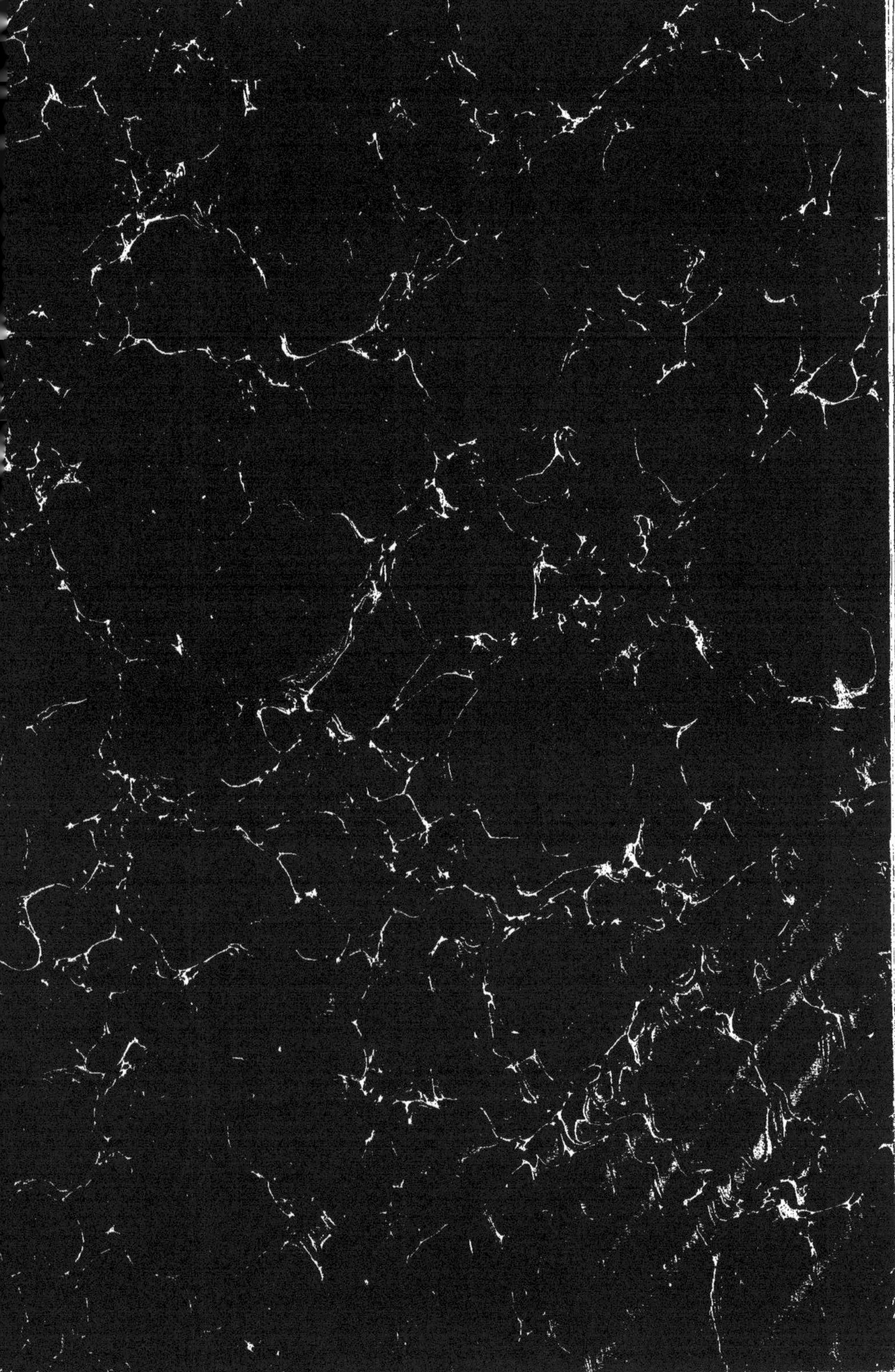

Ta 35

97

L'ENCÉPHALE

STRUCTURE ET DESCRIPTION ICONOGRAPHIQUE

DU CERVEAU, DU CERVELET ET DU BULBE

DU MÊME AUTEUR

Atlas d'Anatomie topographique du cerveau et des localisations cér brales. 1882. 1 vol. in-4, 200 pages avec 18 planches chromolithographiées.

Études cliniques sur le traitement des Bubons Vénériens par la co pression combinée à diverses méthodes thérapeutiques. 1882, in-8, 90 pages.

5709-86 — Corbeil, typ. et stér. Crété.

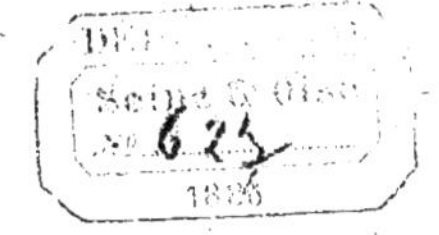

L'ENCÉPHALE

STRUCTURE ET DESCRIPTION ICONOGRAPHIQUE

U CERVEAU, DU CERVELET ET DU BULBE

PAR

E. GAVOY

MÉDECIN PRINCIPAL DE L'ARMÉE

Avec Atlas de 59 planches en glyptographie

PRÉFACE DE M. LE PROFESSEUR VULPIAN

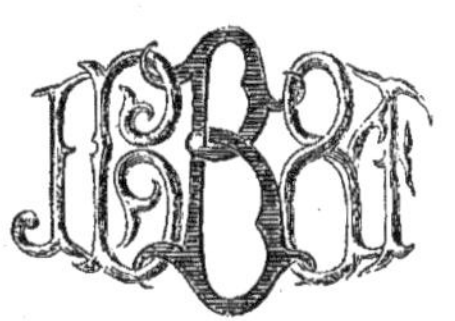

PARIS
LIBRAIRIE J.-B. BAILLIÈRE ET FILS
19, Rue Hautefeuille, près du boulevard Saint-Germain

1886

LETTRE-PRÉFACE DE M. LE PROFESSEUR VULPIAN

Paris, 6 Mai 1885.

MONSIEUR ET TRÈS HONORÉ CONFRÈRE,

Je vous remercie vivement de m'avoir laissé votre Atlas de planches relatives à l'anatomie du cerveau pendant un temps suffisant pour que j'aie pu l'examiner avec soin.

Vous avez fait là une œuvre importante, non seulement par le nombre et la beauté des figures, mais encore et surtout par l'évidente sincérité avec laquelle vous avez reproduit la texture du cerveau.

J'admire le talent et la somme prodigieuse de travail dont ces planches sont des preuves indiscutables ; je suis plus séduit encore par le caractère personnel de ces planches. Ce ne sont pas des reproductions plus ou moins modifiées de figures déjà publiées par d'autres auteurs : on voit que tout est de vous, et j'ajoute qu'il n'est pas difficile de reconnaître que vous avez mieux fait, sous bien des rapports, que vos devanciers.

Je vous félicite donc bien sérieusement de votre beau travail, et je souhaite qu'il puisse être bientôt publié. Pourvu que le graveur ou le lithographe soit assez habile pour la tâche qu'il aura à remplir !

Veuillez agréer, Monsieur et très honoré confrère, l'assurance de ma haute estime.

Dr VULPIAN.

INTRODUCTION

— Quod vidimus testamur —

Dans un précédent travail, j'ai fait l'étude du cerveau au point de vue des localisations cérébrales ; j'ai donc déjà décrit la surface externe et donné, avec les plus grands détails, la dénomination de chaque circonvolution, le nom de chaque sillon ou scissure, l'origine apparente et réelle des nerfs crâniens. Enfin, j'ai montré la disposition d'ensemble des masses centrales et indiqué quelle est la direction générale des fibres blanches, que je groupai artificiellement pour cette étude en quatre ordres de faisceaux : fibres frontales, fibres pariétales, fibres occipitales et fibres sphénoïdales.

Ce premier travail, destiné seulement à une question toute spéciale et du moment, ne traite que de l'*anatomie topographique du cerveau pour l'étude des localisations cérébrales ;* j'ai désiré le compléter par la description technique de la structure même du cerveau, du cervelet et de l'isthme de l'encéphale.

La première partie de ce nouveau travail sur le système nerveux central est consacrée à l'étude de la substance blanche et à celle des noyaux de substance grise ; à la constitution et au mode de répartition de ces éléments nerveux ; aux rapports et aux connexions qu'ils ont entre eux (1).

La seconde partie a pour objectif la description iconographique de la structure du

(1) Les détails d'anatomie descriptive sont donnés dans la description iconographique.

système nerveux central. La méthode qui m'a paru la meilleure pour bien mettre en évidence la structure de l'encéphale, est celle des coupes successives, méthodiquement faites dans les trois ordres de plans (1).

Sur une moitié latérale de l'encéphale, qu'on vient d'extraire du crâne, je fais avec mon cérébrotome des coupes antéro-postérieures successives, de dedans en dehors, de un tiers de millimètre d'épaisseur, comprenant dans leur surface le cerveau, le cervelet et le bulbe rachidien.

Une seconde série de coupes est faite suivant un plan horizontal, portant sur les deux lobes à la fois; enfin une troisième série est pratiquée, dans le plan vertical transverse, sur la totalité de l'encéphale.

Ces coupes sont numérotées et plongées dans un bain qui n'altère ni les dimensions ni les teintes normales, tout en augmentant leur transparence; ensuite elles sont montées successivement entre deux lames de verre scellées sur leurs bords avec un vernis à la cire à cacheter.

On obtient ainsi une collection qui, par la multiplicité et le sens différent des plans de section, permet de suivre pas à pas la formation, le groupement et la direction des divers genres de fibres blanches; l'apparition des noyaux de substance grise, leur développement ou leur effacement progressifs; leur forme, leur volume, leur situation; leurs rapports entre eux, ainsi qu'avec les faisceaux de fibres blanches, la substance grise des circonvolutions et la moelle épinière.

Il n'était pas possible de reproduire la totalité de ces coupes. Afin de diminuer leur nombre dans chaque ordre de plans, l'épaisseur de chaque coupe a été ramenée à *un millimètre*, exactement indiqué par les vis micrométriques du cérébrotome. Les coupes ainsi obtenues ont été montées entre deux lames de verre (2), et ont servi de

(1) Les trois séries de coupes ont été faites avec mon cérébrotome à des espaces invariables méthodiquement et mathématiquement déterminés. — Il est important de remarquer que chaque série provient *d'un seul et même cerveau frais* qui a été débité successivement en totalité dans la même séance, *dès sa sortie de la boîte crânienne*, en coupes de un millimètre d'épaisseur, indiquée par les vis micrométriques. Par conséquent, dans chaque série, les coupes se correspondent exactement et représentent la continuité de la trame des tissus de la région. Ce travail, qui n'a pas été fait jusqu'à ce jour, est donc d'une parfaite *unité et homogénéité* dans toute son étendue.

(2) Des spécimens de ces coupes ont été présentés à l'Académie de médecine, séance du 10 février 1885, et à la Société de biologie, séance du 14 février 1885. La collection complète a été donnée au musée du Val-de-Grâce.

type modèle, en parfaite continuité de tissu et de relation morphologique, pour le dessin de ces coupes vues par transparence à l'aide de miroirs réflecteurs. La première collection, beaucoup plus translucide, a été utilisée seulement pour la détermination de certains détails très délicats.

Chaque série de coupes, faite dans l'un des trois plans, constitue bien par elle-même une description entière ; mais certains détails ne sont pas visibles sur telle série, tandis qu'ils apparaissent mieux sur celle-ci et se trouvent plus évidents sur celle-là. Par conséquent le rapprochement des trois ordres de plans, loin de multiplier inutilement les détails, les complète, les éclaire mutuellement l'un par l'autre et met la morphologie de l'encéphale dans une parfaite évidence, facile à saisir en suivant la description de ces différentes coupes.

Cet ouvrage, d'une exactitude scrupuleuse, comprend 55 planches grandeur naturelle et 4 planches de microphotographie composées d'une vingtaine de figures.

Les 55 planches sont des fac-similé d'une parfaite exactitude et d'une finesse irréprochable, faits avec un soin extrême et une grande habileté, par M. Silvestre, d'après des dessins *ad naturam* les uns en grisaille, les autres à l'aquarelle.

Les planches de microphotographie ont été tirées d'après des clichés. La délicatesse et la légèreté des images exigeaient un véritable talent pour obtenir des détails aussi minutieux et aussi fins. — En appliquant le premier la glyptographie à un travail qui exige la plus grande fidélité dans la reproduction et une finesse de traits parfaite, M. Silvestre a démontré que son procédé est susceptible de rendre des services aussi utiles dans les sciences que dans les arts.

Nous tenons à le remercier des bons soins qu'il a apportés à l'exécution de ce travail.

E. GAVOY.

1er Mai 1886.

STRUCTURE

DE

L'ENCÉPHALE

PREMIÈRE PARTIE

DESCRIPTION GÉNÉRALE DU SYSTÈME NERVEUX — APPAREIL DE L'INNERVATION

L'appareil de l'innervation est formé par une partie centrale, *le système nerveux cérébro-spinal*, nommé aussi *centre nerveux*, et par une partie périphérique ramifiée, rayonnée du centre vers les extrémités, le *système nerveux périphérique*.

Le système nerveux cérébro-spinal est contenu, comme l'indique son nom, dans la cavité du crâne et dans celle du rachis. La portion céphalique est constituée par des organes possédant chacun un rôle spécial. Les connexions intimes qui lient entre eux ces organes en font un seul et même appareil, appelé *encéphale*, présidant aux actes essentiels de la vie, de la volonté, à l'intelligence, à la sensibilité, aux mouvements, à la circulation, aux phénomènes de la calorification et de la nutrition.

La portion du système nerveux cérébro-spinal renfermée dans la cavité du rachis forme l'axe spinal ou moelle épinière, ses éléments constituants sont régulièrement étagés et disposés d'une manière identique dans toute son étendue ; ils ont une action qui leur est propre et jouent en outre le rôle d'intermédiaires, de moyen d'union entre l'encéphale et le système nerveux périphérique qui sert de contact avec le monde extérieur.

L'encéphale se compose de trois segments :

Le *cerveau,* subdivisé par une scissure médiane en *deux hémisphères*, occupe la presque totalité de la cavité cranienne.

Le *cervelet,* situé dans les fosses cérébelleuses au-dessous du cerveau, également partagé incomplètement en *deux lobes* par une scissure médiane.

Le *névraxe*, couché obliquement sur l'os basilaire, de la selle turcique au trou occipital. Il est en continuité supérieurement avec les deux hémisphères cérébraux, inférieurement avec les deux lobes cérébelleux. Au trou occipital, il prend le nom de *moelle épinière*. La partie encéphalique donne naissance aux nerfs craniens; la partie spinale émet, à travers les trous de conjugaison de chaque vertèbre, les branches du système nerveux périphérique.

L'encéphale est contenu dans une enveloppe très résistante formée par trois membranes engainées, nommées *méninges*. L'extérieure, la *dure-mère*, est constituée par deux feuillets accolés, formés par du tissu cellulaire dense et serré contenant des fibres élastiques. L'externe est en rapport avec la surface osseuse et parcourue par de nombreux vaisseaux. L'interne est lisse et envoie des prolongements qui séparent, cloisonnent les diverses parties de l'encéphale.

Le plus étendu de ces prolongements est la *faux du cerveau* (Pl. I, 2), situé verticalement entre les deux hémisphères cérébraux; on trouve ensuite la *tente du cervelet*, interposée entre le cerveau et le cervelet; le *repli pituitaire*, qui forme une loge au corps pituitaire. Un prolongement en forme de gaine entoure le névraxe dans toute son étendue, jusqu'à l'extrémité inférieure du canal sacré.

La seconde membrane, l'*arachnoïde*, est une séreuse qui recouvre l'encéphale sans le contenir dans sa cavité, sans adhérer à sa surface et enveloppe tous ses prolongements. Elle est formée, ainsi que l'a démontré Bichat, par un feuillet viscéral et par un feuillet pariétal. Appliquée seulement à la surface de l'encéphale, elle en contourne toutes les parties, mais en passant au-dessus des scissures, des sillons, des anfractuosités, à la manière d'un pont.

La troisième membrane, la *pie-mère*, est la plus profonde. Placée immédiatement à la surface de l'encéphale, elle en suit toutes les ondulations, s'engage dans les parties rentrantes, recouvre les parties saillantes. Constituée par du tissu cellulaire fin et peu serré, contenant un grand nombre de vaisseaux, elle joue le rôle de membrane nourricière. Comme la dure-mère et l'arachnoïde, la pie-mère se prolonge sur les expansions de l'encéphale et forme le *névrilème* des racines et des troncs des cordons nerveux.

La structure très délicate et les fonctions si importantes du système nerveux central, la richesse de son appareil circulatoire, nécessitent de puissants moyens de protection contre les violences et les chocs brusques venus de l'extérieur et le maintien d'une pression sans cesse constante à la surface de l'encéphale. Le crâne et les méninges garantissent l'encéphale contre toute action susceptible d'altérer sa substance;

pour établir l'uniformité de pression à sa surface, une couche mince de liquide, *le liquide céphalo-rachidien, sous-arachnoïdien, liquide de Cotugno* (1764), s'étale entre l'arachnoïde et la pie-mère, de la voûte cranienne jusqu'à l'extrémité inférieure du rachis, sans remplir complètement l'espace libre compris entre ces deux membranes, de sorte qu'il est sans cesse en oscillation de haut en bas et de bas en haut, de l'une à l'autre extrémité, sous l'influence des mouvements respiratoires ou par l'effet de l'expansion du cerveau pendant l'activité momentanée de la circulation cérébrale. Il était donc utile que ce liquide ne fût pas à l'état de tension, car, étant incompressible par sa nature, un choc aurait été transmis de tous côtés et eût déterminé une lésion sur un point d'une résistance insuffisante.

Il résulte de ces considérations que, dans les diverses attitudes de la tête, le cerveau, sollicité par l'action de la pesanteur, appuie sur la lamelle de liquide céphalo-rachidien, qui se dérobe lentement devant lui pour occuper les espaces laissés libres par la masse cérébrale, tandis que le cerveau se porte vers la partie la plus déclive (1).

L'encéphale comprend donc le *cerveau*, le *cervelet* et le *névraxe*.

Ces organes, disposés de chaque côté de la ligne d'axe, comme deux moitiés composées d'éléments morphologiquement homologues, sont formés par deux substances diversement réparties, l'une *blanche*, l'autre *grise*, possédant chacune des attributions spéciales et des éléments morphologiques différents. La substance grise est une agglomération de cellules nerveuses; la substance blanche est constituée par des fibres nerveuses, ou tubes nerveux, recouvertes de myéline, qui mettent en communication les groupes de cellules nerveuses.

La cellule nerveuse est le foyer de l'innervation, le centre de l'activité psychique, intellectuelle, motrice ou sensitive; les fibres nerveuses sont les conducteurs de cette activité.

Il importe donc de rechercher quel est le mode de répartition de la substance grise à la surface de l'encéphale, d'étudier la structure des amas et des noyaux qu'elle forme dans sa masse, de déterminer le rôle que ces éléments jouent dans les fonctions multiples de l'encéphale; ensuite de reconnaître les connexions qu'ils ont avec les fibres nerveuses et quelle est l'origine, la direction et la terminaison de ces faisceaux de fibres nerveuses qui constituent la substance blanche.

(1) E. Gavoy, *Recherches sur l'amplitude des mouvements du cerveau dans les différentes attitudes de la tête* (*Journal* l'Encéphale, 1885).

DEUXIÈME PARTIE

DESCRIPTION SPÉCIALE — RÉPARTITION DE LA SUBSTANCE GRISE ET DE LA SUBSTANCE BLANCHE

CHAPITRE I. — CERVEAU.

Le *cerveau* est formé par deux hémisphères à peu près symétriques, juxtaposés par leur face interne. Chaque hémisphère est constitué par une écorce onduleuse de substance grise, dessinant un grand nombre de plis et replis, appelés circonvolutions (1), disposés suivant un plan déterminé, reliés intérieurement par des faisceaux de fibres blanches, à deux noyaux de substance grise, principaux centres de l'activité encéphalique (Pl. I, 12).

ARTICLE I. — SUBSTANCE GRISE DU CERVEAU.

La substance grise du cerveau comprend par conséquent la substance grise périphérique ou corticale des hémisphères et la substance grise des noyaux centraux.

§ 1. — *La substance grise périphérique* du cerveau forme une couche onduleuse de 2 à 4 millimètres d'épaisseur, repliée régulièrement suivant un plan constant. Cette substance grise est plus abondante à la partie postérieure qu'en avant.

A l'œil nu on aperçoit facilement deux zones de teinte différente; la plus superficielle est grisâtre, un peu transparente; la plus profonde est d'un gris rougeâtre bleuté.

(1) Voir E. Gavoy, *Atlas d'anatomie topographique du cerveau et des localisations cérébrales.*

Ces deux zones sont séparées par un petit liséré blanchâtre dans les circonvolutions frontales; on le distingue moins aisément dans les circonvolutions des régions moyennes; mais, dans la région occipitale, surtout sur les circonvolutions de la face interne, il offre, au milieu de la substance corticale, l'aspect d'une bandelette blanche désignée sous le nom de *ruban de Vicq-d'Azyr* (Pl. IV, 1).

La *zone superficielle* de la substance corticale est constituée par une série de *cellules nerveuses pyramidales*, de volume variable, régulièrement stratifiées, dont le sommet est tourné vers la périphérie, et la base vers la substance médullaire. Ces cellules sont disséminées dans une trame unissante, nommée *névroglie*, au milieu de laquelle on voit de nombreux vaisseaux capillaires et des myélocytes.

Les cellules nerveuses se présentent sous l'aspect de petites masses triangulaires, variables dans leur grandeur de 25 μ à 40 μ, suivant la situation plus ou moins profonde qu'elles occupent. Elles sont pourvues d'un gros noyau nucléolé et de prolongements. Elles sont disposées régulièrement sur le trajet des fibres médullaires suivant un mode constant nettement déterminé, le sommet tourné vers la périphérie, et sont en rapport par leur base avec les fibrilles d'une certaine catégorie de fibres irradiées de la substance médullaire dans l'écorce.

Celles qui occupent la superficie, *les petites cellules*, ont un diamètre moyen de 1 μ à 6; elles émettent de leur périphérie des prolongements ramifiés, qui vont s'anastomoser avec ceux partis des cellules voisines, et constituent ainsi une sorte de réseau nerveux; leur base donne naissance à un prolongement non ramifié, qui se dirige vers la substance médullaire des circonvolutions.

Les cellules des régions profondes, *les grandes cellules*, ont une forme nettement pyramidale, à sommet tourné vers la superficie et mesurent de 30 μ à 40 μ. Comme les précédentes, elles offrent des prolongements ramifiés; ceux du sommet se confondent avec le réseau des petites cellules, ceux des parties latérales se rendent d'une cellule à une autre et forment ainsi un plexus transversal. Leur base envoie un prolongement non ramifié, cylindrique, qui va former le cylinder-axis des fibres nerveuses.

Le plan le plus profond de la substance corticale est séparé du plan superficiel par une mince *couche granuleuse*, d'un aspect caractéristique et nettement apparent, dans les circonvolutions du lobe occipital, sous la forme d'une bandelette blanche. Cette bandelette, signalée par Vicq-d'Azyr, est constante, suivant les recherches de Broca, et caractérise exclusivement les circonvolutions de l'étage inférieur du lobe occipital.

La *zone profonde* de la substance grise corticale est formée par des cellules minces signalées pour la première fois par Meynert.

Ces cellules sont allongées, *fusiformes*, ramifiées, de 30 μ de diamètre, disposées parallèlement à la surface des circonvolutions, contrairement à la direction des cellules pyramidales. Ces cellules sont appelées par Ch. Robin *cellules volumineuses de la volition*. Elles reçoivent de la substance médullaire des fibrilles d'une catégorie spéciale qui entrent en connexion avec les prolongements issus des extrémités de ces cellules.

Ces trois ordres de cellules sont répartis, avec les vaisseaux capillaires, dans une substance unissante, la *névroglie*, composée de fibres de tissu conjonctif, renfermant un grand nombre de noyaux, appelés *myélocytes*, de forme sphérique ou ovoïde de 9 μ à 11 μ, destinés à produire des cellules nerveuses (Microphotographie, Pl. A, fig. I).

Suivant quelques auteurs, la substance grise des circonvolutions ne serait pas formée d'une couche unique : Baillarger (1) dit qu'en examinant une coupe mince de substance corticale fraîche pressée entre deux lames de verre, on reconnaît plusieurs couches inégales d'épaisseur, apparaissant sous l'aspect de bandes successivement transparentes et opaques.

Meynert divise la substance corticale en cinq couches régulièrement stratifiées, possédant chacune une épaisseur déterminée (2).

La *première couche* se présente sous l'apparence d'une ligne claire. Elle est presque exclusivement formée par une matière fondamentale, la névroglie, contenant des cellules étoilées, munies de prolongements fins. Son épaisseur est de 0,25 μ.

La *deuxième couche* a une couleur foncée et une épaisseur égale à celle de la précédente 0,25 μ, elle est formée de névroglie renfermant une agglomération de *petites cellules nerveuses pyramidales*, très nombreuses et très serrées les unes contre les autres.

La *troisième couche*, d'une couleur jaunâtre, offre trois fois l'épaisseur de chacune des couches précédentes ; elle est formée par des cellules pyramidales de dimension moyenne, dont le volume croît de 25 μ à 40 μ en raison de la profondeur de leur situation. Meynert décrit cette couche sous le nom de *formation corticale de la corne d'Ammon*, parce que la substance corticale de la corne d'Ammon ne renferme que ces mêmes éléments nerveux.

(1) Baillarger, *Recherches sur la structure de la couche corticale des circonvolutions du cerveau* (*Mém. de l'Acad. de méd.*, 1840, t. VIII, p. 149).

(2) G. Huguenin (de Zurich), *Anatomie des centres nerveux*, traduit par Keller, annoté par Math. Duval. Paris, 1879.

La *quatrième couche* rappelle par son aspect, sa transparence, son épaisseur, la première couche. Elle est formée par du tissu conjonctif contenant des cellules *arrondies*, rarement triangulaires, de 8 μ à 10 μ de grosseur, très serrées les unes contre les autres. Leurs prolongements sont très difficiles à voir.

La *cinquième couche*, de couleur foncée, a une épaisseur de 0,5 millimètres. On y aperçoit des *cellules fusiformes* de 30 μ de long, pourvues de prolongements à l'extrémité de leur grand axe, ainsi qu'à l'extrémité de l'axe latéral. Elles sont disposées verticalement sur le sommet d'une circonvolution, tandis qu'elles sont placées suivant une direction tangente à l'écorce, dans la substance grise qui occupe le fond des sillons ou des scissures.

Meynert divise également la substance grise de l'écorce de la pointe du lobe occipital en huit couches.

La 1re et la 2e couche sont semblables à celles du type général précédent.

La 3e, à grosses cellules pyramidales, manque ; elle est remplacée par une couche de noyaux analogue à la 4e du type général.

La 4e renferme quelques cellules pyramidales isolées, remarquables par leur grosseur, que Meynert nomme *cellules solitaires*.

La 5e est semblable à la couche de noyaux.

La 6e est formée par un stratum englobant des cellules solitaires.

La 7e contient des cellules à noyaux arrondis ; elle est semblable à la 3e et à la 5e couche.

La 8e couche renferme les cellules dites fusiformes ; elle est conforme à celle du type général.

Les trois couches à noyaux correspondent à la traînée blanche médiane, nommée ruban de Vicq-d'Azyr.

Ces divisions de la substance corticale en couches régulièrement stratifiées, d'une épaisseur constante et exactement délimitée d'après les dimensions diverses de ces éléments nerveux, si variables comme nombre et développement suivant les individus, ne peut pas être établie d'une manière positive. Il est préférable de considérer cette couche corticale comme composée de deux zones, renfermant, l'une des cellules pyramidales, et l'autre des cellules fusiformes.

Au point de vue de la structure histologique, la substance grise périphérique n'est pas composée des mêmes éléments nerveux dans toutes les circonvolutions de la surface du cerveau. Certaines régions présentent des différences très notables, qui méritent une étude particulière.

Dans la substance corticale des circonvolutions frontale et pariétale ascendantes, dans celles du lobule paracentral, on trouve, dans la partie inférieure seulement de la *couche à cellules*, des cellules pyramidales d'une dimension considérable, qui les a fait appeler *cellules géantes* ou *gigantesques*, variant de 40 μ à 60 μ, analogues, par leurs fonctions et leurs connexions, aux grandes cellules motrices des cornes antérieures de la moelle (Microphotographie, Pl. A, fig. III).

Ces cellules géantes ont la forme d'une pyramide allongée. Le corps a l'aspect fibrillaire et est pourvu d'un noyau et d'un nucléole. Le sommet du corps s'effile progressivement vers la surface des circonvolutions, en formant un prolongement pyramidal unique ou bifide. La périphérie émet, comme les grandes cellules, des prolongements ramifiés se résolvant en un réseau nerveux.

Le corps de la cellule géante envoie un prolongement basal axile, cylindrique, analogue à celui que Deiters a signalé dans les cellules des cornes antérieures, qui se dirige vers la substance médullaire des circonvolutions où il se revêt de myéline et forme le cylinder-axis d'une fibre nerveuse.

Ces cellules géantes sont des *cellules motrices ;* les régions dans lesquelles on les rencontre sont indiquées par la physiologie comme des centres moteurs.

Dans le lobe occipital, les deux premières circonvolutions sphénoïdales, et les plis de passage, régions considérées comme le siège de la sensibilité, on remarque que les grandes cellules pyramidales sont en plus faible proportion que dans la substance corticale des régions antérieures du cerveau, tandis qu'on voit prédominer l'élément granuleux, formé par de petites cellules arrondies ; ce qui permettrait de supposer que ces petits noyaux ronds sont en rapport avec la sensibilité (Microphotographie, Pl. A, fig. II).

Les capillaires sanguins sont très nombreux dans la substance corticale des circonvolutions. Ils y forment un réseau vasculaire très riche, à mailles très serrées. Ces vaisseaux sont entourés chacun d'une gaine très mince et transparente (1).

§ 2. *Substance grise des noyaux centraux* — La substance grise forme, dans la masse médullaire du cerveau vers la région médiane et centrale de la face interne de chaque hémisphère, deux gros noyaux juxtaposés, appelés les *noyaux opto-striés,* centres générateurs de l'innervation encéphalique, comprenant la *couche optique* et le *corps strié*.

(1) Voir *Système des artères corticales, loco citato*, page 7.

a. **Couche optique.**

La couche optique, ou *thalamus* (Pl. II, 4), est un amas ovoïde gris rougeâtre, constitué par des cellules nerveuses ovalaires, de 20 μ à 30 μ de longueur et de 5 μ à 10 μ de largeur, pourvues d'un noyau et de ramifications. Elle occupe le centre même de l'hémisphère cérébral et fait saillie au milieu de la face interne de l'hémisphère. Elle intercepte par conséquent, avec la couche optique de l'hémisphère du côté opposé, un espace linéaire nommé *troisième ventricule* ou *ventricule moyen*. Sa face supérieure, convexe, constitue le plancher des ventricules latéraux; elle présente en avant une saillie oblongue, décrite par Vieussens sous le nom de *corpus album subrotundum*, et par Vicq-d'Azyr sous celui de *tubercule antérieur* de la couche optique.

En arrière, on trouve une autre saillie plus forte, arrondie, connue sous le nom de *tubercule postérieur* ou de *pulvinar thalami optici*.

Ces deux saillies sont dues à la proéminence de deux petits noyaux gris contenus dans la substance de la couche optique et bien nettement circonscrits à l'intérieur. Entre le tubercule antérieur et le tubercule postérieur, il en existe un autre, moins marqué à la surface externe que les précédents, occupant à peu près la partie moyenne; c'est le *tubercule moyen*. Arnold en a donné la description sous le nom de *nucleus internus*.

M. Luys a signalé et décrit le premier un quatrième tubercule, situé au milieu même de la couche optique, c'est le *centrum medium Luysii*.

M. Luys considère ces tubercules ou noyaux, isolés dans la substance grise de la couche optique, comme des *centres* de réception, en rapport avec des ordres particuliers de fibres médullaires. Il les désigne sous le nom de centre antérieur ou olfactif, centre moyen ou optique, centre postérieur ou auditif, centre médian ou sensitif. (Pl. IV, 9, 10, 11, 12).

Le *centre antérieur* a le volume d'un gros pois; il est ovoïde à grand diamètre, dirigé verticalement de haut en bas et de dehors en dedans.

Le *centre moyen* est le plus volumineux, sa forme est arrondie, son diamètre transversal a une longueur de 12 millimètres; il est contigu à la face interne de la couche optique sur laquelle il produit une intumescence ovoïde. Le *centre postérieur* est moins volumineux que le précédent et dans un plan plus élevé; sa structure est aussi moins ferme.

Le *centre médian* est situé entre le centre moyen et le centre postérieur, en dehors et un peu au-dessous d'eux, au centre même de la couche optique ; son diamètre est de 7 à 8 millimètres environ; il a une forme sphéroïdale et l'aspect d'une petite masse de substance blanchâtre.

Ces *centres* ou noyaux de la couche optique n'ont pas une structure histologique particulière et différente de la masse générale. Leur forme et leur délimitation sont dues au mode de distribution et à la catégorie de fibres qui pénètrent dans la couche optique et vont aboutir à ces centres d'immersion.

b. Corps strié.

Le corps strié (*corpus striatum*) (Pl. VI, 4) est une masse ellipsoïdale de substance grise rougeâtre, d'une couleur foncée, de peu de consistance, striée de filaments blancs, formée par une agglomération de cellules nerveuses multipolaires, variant de 15 μ à 30 μ, de couleur jaunâtre, pourvues d'un noyau et de prolongements.

Il occupe toute l'étendue des régions antérieure et externe de la couche optique, dont il est séparé par un sillon curviligne qui loge la lame cornée, la veine du corps strié et la bandelette demi-circulaire. Sa surface supérieure concourt à la formation du plancher des ventricules latéraux (Pl. XVI, 5).

Cette masse grise volumineuse est incomplètement séparée en deux portions inégales par le passage d'un large faisceau de fibres nerveuses (Pl. X, 4 et XVIII, 6) aplati d'avant en arrière, décrit par Vieussens sous le nom de *geminum centrum semi-circulare*, et par Burdach sous celui de *capsule interne*.

La portion contiguë à la couche optique porte le nom de *noyau intra-ventriculaire*. Son extrémité antérieure est arrondie et constitue la tête; l'extrémité postérieure s'effile progressivement en arrière en forme de *queue* jusqu'à la région postérieure de la couche optique, ce qui a fait désigner par Burdach cette portion du corps strié sous le nom de *noyau caudé* ou *nucleus caudatus* (Pl. X, 5).

La partie externe du corps strié est plus volumineuse que la précédente. Elle forme le *noyau extra-ventriculaire* ou *noyau lenticulaire* (*nucleus lentiformis*). Sa masse représente une pyramide triangulaire dont la base est dirigée en dehors et le sommet en dedans. Elle est divisée en trois segments par des faisceaux blancs verticaux (*laminæ medullares*); des fibres transversales pénètrent par le sommet et se dirigent en éventail vers la base. Ces fibres transversales donnent à la substance grise des segments interne et moyen un aspect blanchâtre qui lui a valu le nom de *globus pallidus*, et celui de *noyaux jaunes*. Le segment externe, recevant beaucoup moins de fibres transversales, présente la teinte générale du corps strié ; il est désigné sous le nom de *putamen* (Pl. XXIV, 8 et XLII, 2).

La partie antérieure du noyau lenticulaire n'est pas complètement séparée de la tête du corps strié ; de petites traînées de substance grise réunissent dans la partie inférieure ces deux portions de la même masse.

La face inférieure du noyau lenticulaire est convexe, elle est criblée de pertuis vasculaires en séries linéaires et constitue à la base du cerveau la *substance perforée antérieure* de Vicq-d'Azyr (Pl. XXVIII, 6, 7 et LII, 11).

En outre des noyaux centraux opto-striés, on aperçoit dans la substance médullaire, en dehors du noyau lenticulaire, une traînée de substance grise, étalée en arrière comme une lamelle verticale de un millimètre environ d'épaisseur, qui porte le nom d'*avant-mur*. La substance grise de cette lamelle est formée des mêmes éléments nerveux que la substance grise du corps strié, dont elle paraît être une dépendance (Pl. XXII, 13 et XL, 6).

ARTICLE II. — SUBSTANCE BLANCHE DU CERVEAU.

La substance blanche du cerveau est formée par des fibres nerveuses ou tubes nerveux de 2 μ à 5 μ de diamètre, juxtaposées et unies par la névroglie. Elles se composent d'un filament cylindrique, le *cylinder-axis*, revêtu d'une couche de myéline. Le cylinder-axis est l'élément essentiel de la fibre nerveuse, le seul conducteur de l'influx nerveux ; la myéline est une enveloppe destinée à protéger, à isoler le filament axile. Ces fibres nerveuses ne possèdent donc pas, comme celles du système nerveux périphérique, une troisième enveloppe, la gaine de Schwann ; ce sont les conductrices de l'influx nerveux des cellules de la substance grise avec lesquelles elles sont en connexion par leurs deux extrémités. Chaque cellule nerveuse reçoit par un de ses pôles une fibre nerveuse, tandis qu'elle donne naissance par le pôle opposé à une autre fibre. Les fibres qui aboutissent à une cellule sont les *fibres afférentes*, celles qui en partent sont les *fibres efférentes*.

Les fibres nerveuses ne se subdivisent pas dans l'intérieur de la masse médullaire ; elles ne forment pas par suite de réseaux fibrillaires. Elles se juxtaposent pour constituer dans certains cas des faisceaux de fibres, entre lesquelles on trouve des corpuscules conjonctifs étoilés et fusiformes.

Toutes les fibres blanches, quel que soit leur ordre, pénètrent suivant un même mode dans la substance grise. Les fibres nerveuses se réunissent en un faisceau blanc au centre de la circonvolution, puis elles s'étalent en éventail, se séparent, se disséminent isolément et abordent la base de la substance grise corticale. Chaque fibre à ce niveau s'amincit progressivement, s'effile, se dépouille de sa gaine de myéline; réduite à son filament axile, elle se porte vers une zone de cellules où elle s'épuise en se mettant en connexion avec un prolongement cellulaire.

Quelques fibres nerveuses paraissent s'amortir dans la couche la plus superficielle de la substance corticale; il est cependant difficile d'affirmer qu'elles atteignent cette couche.

Les diverses régions de la substance grise périphérique sont en rapport immédiat l'une avec l'autre dans chaque hémisphère et reliées aux régions correspondantes de l'hémisphère opposé; elles sont en outre en connexion intime avec les noyaux opto-striés.

Ces trois ordres de connexions impliquent trois systèmes de fibres nerveuses : 1° des fibres *arciformes* conjuguant les uns aux autres dans chaque hémisphère les divers points de la surface corticale; 2° des fibres *commissurantes* qui unissent les cellules nerveuses d'un hémisphère à leur homologue de l'hémisphère opposé; 3° des fibres *convergentes* reliant les cellules corticales aux cellules de noyaux opto-striés.

§ 1. *Les fibres arciformes* constituent un système d'association des cellules nerveuses de la substance grise corticale d'un même hémisphère. Elles unissent une circonvolution à une autre, ou deux lobes voisins, en décrivant des anses curvilignes à concavité dirigée en dehors, embrassant la base des régions qu'elles relient.

Ces anses sont généralement situées à la partie superficielle de la substance médullaire, vers la limite de la substance grise. Ce système de fibres arciformes, indiqué seulement par quelques auteurs, n'a pas été décrit, tout au moins sur le cerveau de l'homme; on ne connaît que le faisceau désigné sous le nom de *fibræ propriæ de Gratiolet*, qui unit la base de deux circonvolutions voisines; il existe plusieurs autres groupes de fibres arciformes, qui relient des régions éloignées dans le même hémisphère.

A la région antérieure d'un hémisphère cérébral, on trouve un faisceau curviligne, *le faisceau arciforme frontal* (Pl. XII, 1), qui se porte des régions inférieures et antérieures de ce lobe aux régions pariétales supérieures; à la région postérieure, un autre faisceau, *le faisceau arciforme occipital* (Pl. XII, 5), décrit une anse du lobulus extremus de l'occipital vers le lobe pariétal supérieur ; un troisième faisceau, situé à la région médiane, *le faisceau longitudinal supérieur* (Pl. VI, 1), réunit la région inférieure du lobe frontal au lobule paracentral et au lobule quadrilatère; du lobe occipital, un faisceau de fibres, *le faisceau longitudinal inférieur* (Pl. XII, 4), pénètre dans le lobe sphénoïdal, et s'épanouit dans la région arrondie de l'extrémité antérieure, en reliant les circonvolutions de l'insula de Reil. Enfin un faisceau, *les fibres arciformes occipito-frontales* unissent la partie postérieure du lobe frontal à la partie supérieure du lobe sphénoïdal et au lobe occipital, en décrivant une courbe qui embrasse les circonvolutions de l'insula, traverse l'avant-mur et forme une partie de la substance innominée (Pl. XXVIII, 4).

La disposition de ces cinq systèmes de fibres unissantes est facile à constater par des coupes fines successives sur des cerveaux frais, ou sur des cerveaux durcis par une méthode particulière qui permet de décliver les fibres de la substance médullaire, ainsi qu'on le ferait d'un faisceau de fibres ligneuses (1).

§ 2. *Les fibres commissurantes* appartiennent au système d'association des cellules nerveuses corticales. Elles unissent les parties diverses d'un hémisphère à leur homologue de l'hémisphère opposé. Chaque extrémité des fibres commissurantes est en connexion avec les prolongements issus du réseau des cellules nerveuses de la substance grise; leur portion médiane décrit une anse curviligne libre au milieu de la substance médullaire.

La direction générale de ces fibres varie en raison de la situation des points de la substance corticale qu'elles conjuguent. Celles des régions situées au-dessus de la scissure de Sylvius, opercule, opposent la convexité de leur courbe à celle des fibres qui relient les régions placées au-dessus de cette scissure. Les fibres des régions antérieures décrivent une courbe à concavité antérieure; celles des régions postérieures présentent une direction inverse. Les premières constituent les cornes antérieures (*forceps anterior*), et les secondes forment les cornes postérieures (*forceps posterior*).

Toutes ces fibres passent sur la ligne médiane, les unes *au-dessus* des noyaux opto-striés et constituent par leur juxtaposition *la voûte du corps calleux* (Pl. XVI, 3); les autres passent au-dessous de ces noyaux et concourent à la formation du *genou* en

(1) Présentation à la Société de Biologie, séance du 11 avril 1885.

avant et du *bourrelet* ou *splenium* du corps calleux en arrière (Pl. II, 2; XVIII, 1, 2; XXXIV, 1; LIV, 1, 6).

Les fibres commissurantes émergent de la base des circonvolutions; elles sont intimement mêlées aux fibres convergentes, qu'elles abandonnent au voisinage des noyaux opto-striés. Leur point de dissociation est nettement apparent sur les coupes verticales ou horizontales du cerveau.

En avant du bourrelet, sur la face inférieure du corps calleux, on remarque un groupe de fibres disposées en filaments curvilignes dirigés obliquement en bas et en dehors, ce sont les fibres commissurantes de la substance grise des hippocampes et des corps godronnés; elles croisent à angle aigu la direction des fibres transversales du corps calleux, affectant une disposition spéciale que Vicq-d'Azyr a désignée sous le nom de *psalterium* ou *lyre* (Pl. XVIII).

Un groupe particulier de fibres commissurantes conjugue les deux lobes sphénoïdaux. Les fibres issues des régions antérieures de ces lobes se portent vers le haut et en dedans, tournent sur leur axe d'arrière en dedans, se groupent en un faisceau arrondi qui se dirige en avant, passe sous la face inférieure du noyau lenticulaire, en se créant une gouttière nommée par Gratiolet *canal de la commissure antérieure,* se porte vers la tête du corps strié, traverse la scissure interhémisphérique et rejoint le faisceau homologue du côté opposé.

Ce groupe de fibres, nommé *commissure blanche antérieure*, décrit par conséquent un arc de cercle en forme de fer à cheval dont la convexité est tournée en avant, les deux branches émergeant de chacun des lobes sphénoïdaux (Pl. II, 6; XXVII-XXVIII, 10, 10; XLVIII, 14).

Chez les mammifères un faisceau très distinct part du lobe olfactif et se réunit à la commissure blanche antérieure. Ce faisceau n'apparaît pas très nettement chez l'homme; son existence ne saurait être positivement affirmée, quoiqu'on trouve un fascicule blanc dans la tête du corps strié, présentant quelque analogie avec le faisceau que Gratiolet décrit sur les animaux.

§ 3. *Les fibres convergentes* émergent de tous les points de la substance corticale périphérique. Elles suivent d'abord le même trajet que les fibres commissurantes, puis s'en séparent au voisinage des noyaux opto-striés, pour plonger en faisceaux rayonnés dans la substance grise de ces noyaux. En changeant de direction, ces deux ordres de fibres interceptent un espace désigné sous les noms de *ventricules latéraux*, de *corne occipitale,* de *corne sphénoïdale*. Le lieu où s'effectue cette séparation apparaît sur une coupe sous l'aspect d'une tache grisâtre (Pl. VIII, 2, 3, 5 ; XVIII, 15 ; XXXV). Les fibres issues des circonvolutions antérieures convergent immédiatement en arrière et en dedans; celles qui viennent des régions supérieures se dirigent obliquement de haut en bas; celles qui proviennent des circonvolutions postérieures prennent une direction convergente d'arrière en avant et en dedans. Les fibres convergentes des régions inférieures ont une direction curviligne de bas en haut et de dehors en dedans (Pl. X-XI-XII).

Ces divers groupes de fibres se juxtaposent en un gros faisceau qui plonge dans la substance grise du corps strié, la séparent en deux segments, le *noyau intra-ventriculaire* et le *noyau extra-ventriculaire*, et vont aboutir aux parties des noyaux opto-striés qui leur correspondent (Pl. XXI).

Ce système de fibres dirigées de tous les points de l'écorce vers le centre de l'hémisphère a été décrit par groupes isolés, sous des dénominations différentes, comme autant de faisceaux distincts. Burdach a désigné le faisceau intermédiaire aux noyaux opto-striés sous le nom de *capsule interne;* Reil appelle *couronne rayonnante* l'ensemble des faisceaux irradiés des régions moyennes; le groupe des fibres issues des régions postérieures décrit par Kölliker est quelquefois désigné sous le nom de *radiations optiques* de Gratiolet.

Les fibres convergentes des régions antérieures et inférieures se dirigent vers le corps strié, qu'elles pénètrent en fascicules stratifiés (Pl. VIII, 9; XXVI, 3; LII, 4). Les fibres convergentes des régions antérieures et supérieures se portent vers le bord externe de la tête du corps strié, qu'elles traversent sous l'aspect de fascicules spiroïdes (Pl. XI, XLIV, 3). Les fibres convergentes des régions moyennes supérieures et internes se juxtaposent en un fascicule qui s'implante sur le bord externe du noyau caudé et le séparent du noyau lenticulaire (Pl. XVI, 4; XVII; XVIII, 6). Les fibres convergentes qui proviennent des régions inférieures se dirigent en haut : les unes vers le noyau lenticulaire; les autres, sous la forme d'un faisceau conoïde, contournent la face interne et antérieure de la couche optique, passent en dehors du pilier antérieur du trigone, se raccordent aux groupes de fibres de la capsule interne (Pl. IV, 7), et pénètrent dans la région antérieure et supérieure de la couche optique. Meynert donne à ce faisceau le nom de racine inférieure de la couche optique et le décrit comme la troisième et la quatrième couche de l'anse pédonculaire de Gratiolet.

Ces différents groupes de fibres convergentes se condensent sur le côté antéro-externe de la couche optique en un gros faisceau spiroïde, aplati d'avant en arrière, appelé *capsule interne*.

La coupe de ce faisceau, faite suivant un plan horizontal, présente une portion convergeant de dehors en dedans à peu près transversalement ; elle est désignée sous le nom de *région lenticulo-striée*. L'autre portion de ce faisceau se dirige d'arrière en avant et en dedans; elle est appelée région lenticulo-optique. M. Charcot a donné le nom de *genou de la capsule interne* au point d'intersection de ces deux régions (Pl. XX, 8, 9).

Ces dénominations ont une valeur importante au point de vue de l'ordre de fibres qui entrent dans la constitution de chacune de ces régions (1). On verra plus loin, en effet, qu'une partie des fibres spinales pénètrent de même dans la capsule interne, avec un mode spécial de distribution relativement à ces régions.

Les divers groupes de fibres convergentes, issues des différents points de la substance corticale, se sont condensés en un faisceau. Ces fibres se séparent de nouveau pour gagner leurs destinations respectives dans les noyaux opto-striés.

Une partie pénètre dans la couche optique; les fibres s'effilent, s'amincissent, traversent la substance grise sous l'aspect de filaments très déliés et s'amortissent dans les différents centres qu'elle renferme; quelques stries fines atteignent jusqu'à la paroi du troisième ventriculaire.

L'autre partie se détache du faisceau principal, se sépare en deux groupes de fibres : l'un gagne la masse du corps qu'elle aborde par la face interne et supérieure, et pénètre dans sa substance sous l'apparence de filaments blanchâtres curvilignes.

L'autre plonge verticalement dans la partie supérieure du noyau lenticulaire sous forme de lamelles qui cloisonnent sa substance grise en plusieurs segments (Pl. XLII, 2).

Les fibres convergentes des régions frontales moyennes et de l'insula se dirigent directement en dedans, croisent les fibres arciformes, s'inclinent sur la face externe du noyau lenticulaire du corps strié, gagnent les parties postérieures de la couche optique en formant une coque extérieure nommée *capsule externe* (Pl. XX, 7). La face externe du noyau lenticulaire n'a donc pas d'adhérences avec la substance médullaire environnante; elle peut être facilement énucléée sur des pièces durcies.

Les fibres convergentes des régions postérieures se détachent de tous les points de la substance grise des circonvolutions postérieures, se portent directement vers l'axe du lobe occipital, se juxtaposent, se condensent sur le côté externe de la corne pos-

(1) Charcot, *De l'hémianesthésie cérébrale, Leçons sur les localisations dans les maladies du cerveau.*

térieure des ventricules en un faisceau blanc à direction antéro-postérieure légèremen curviligne en dedans, qui devient plus apparent et plus volumineux par l'adjonctio successive de fibres nouvelles, à mesure qu'il se rapproche des régions postérieures d la couche optique.

Arrivées à ce niveau, les fibres se dissocient, s'étalent; les unes pénètrent dans l pulvinar, les autres se dirigent vers la paroi du ventricule moyen et vers le centr médian de la couche optique. Un troisième groupe suit un trajet curviligne en dedan et en bas, sur un plan plus inférieur; il croise les bandelettes optiques, qu'i contourne, passe entre la substance grise du corps genouillé interne et le corpus Luysii, et pénètre dans le pédoncule cérébral (Pl. XXVI, 5). C'est sans doute le groupe de fibres qui a été décrit par Meynert sous le nom de faisceau *direct sensitif* du pédoncule.

D'après le mode de constitution et de groupement des faisceaux de fibres convergentes des régions postérieures, il semble que les fibres convergentes des *régions internes seulement* du lobe occipital vont s'amortir dans le pulvinar (Pl. XX, 9; XXII, 8), que les fibres des régions externes se portent dans la profondeur de la couche optique jusqu'à la paroi du ventricule moyen; que les fibres externes et inférieures de ce faisceau gagnent la région externe du pédoncule cérébral.

Le système de fibres convergentes comprend donc (Pl. XI-XII) : 1° un groupe spécial de fibres nerveuses qui relient tous les points de la pulpe corticale à la couche optique; ce sont les fibres *cortico-thalamiques ;*

2° Un second groupe spécial de fibres nerveuses, qui met également en connexion les divers points de la substance grise périphérique avec le corps strié et le noyau lenticulaire, ce sont les fibres *cortico-striées.*

En dehors de ce système de fibres convergentes, il existe un faisceau de fibres d'une forme particulière, qui suit un trajet différent de ce plan général. Ce faisceau relie aux régions centrales la masse de substance corticale des circonvolutions de l'hippocampe.

Les fibres convergentes de l'hippocampe naissent du crochet terminal de cette circonvolution par un groupe de fibrilles, qui s'accroît dans son trajet des fibres issues du bord interne de la corne d'Ammon, et constitue un fascicule grêle décrit sous le nom de *tænia de l'hippocampe*, de *corps frangé,* de *corps bordé* (*corpus fimbriatum*).

Au niveau du bourrelet du corps calleux, chaque fascicule se porte vers la ligne médiane, s'étale en une bandelette aplatie, s'adosse au bord interne de sa congénère, se dirige directement en avant, appliquée sur la face supérieure de la couche optique qui lui correspond.

Ces bandelettes ont reçu de Reil le nom de *bandelette geminée*. Winslow leur a donné celui de *voûte à trois piliers*; Chaussier les a appelées *trigone cérébral*, et Vicq-d'Azyr *triangle médullaire* (Pl. IV, 4; XVIII, 13; XXXVI, 4).

ARTICLE III. — TUBERCULES MAMILLAIRES. — CONARIUM.

Arrivées au-dessus de la commissure blanche antérieure, ces deux bandelettes se séparent, se roulent chacune en un cordon cylindrique (*piliers antérieurs de la voûte*), qui s'infléchit en bas, traverse la couche optique, se dirige en arrière vers les tubercules mamillaires, ainsi que l'a indiqué Santorini, puis chacun s'enroule autour de la substance grise du tubercule correspondant et s'épanouit dans les cellules nerveuses qu'elle renferme (Pl. III).

Vicq-d'Azyr a décrit un faisceau spiroïde de fibres blanches, verticalement dirigé de haut en bas, qui s'étend, en s'effilant, de la base du tubercule antérieur de la couche optique, ou *centre antérieur*, jusqu'aux tubercules mamillaires.

Ce faisceau prend son origine dans les cellules mêmes que renferme la substance grise des tubercules mamillaires. Il est formé par les *fibres efférentes* des tubercules mamillaires (Pl. III; Pl. XLIV, 17) (Microphotographie, Pl. B, fig. I à III).

Le faisceau de Vicq-d'Azyr relie par conséquent le centre antérieur de la couche optique à la substance grise des tubercules mamillaires et, indirectement, aux fibres convergentes de l'hippocampe (Pl. XII, 7).

Les tubercules mamillaires (*corpus candicans*) sont donc deux noyaux de renforcement de substance grise, recouverts d'une écorce blanchâtre, formée par l'enroulement de fibres *nerveuses afférentes*. Ils ont la forme et le volume d'un gros pois, et sont situés en arrière du corps cendré, de chaque côté de la ligne médiane; ils sont composés de cellules fusiformes, absolument pareilles à celles de la couche optique.

Au niveau de la région antérieure de la couche optique, les faisceaux cylindriques des fibres convergentes de l'hippocampe envoient des fibres au *septum lucidum* et un cordon blanc très grêle ou *conarium*. Ce dernier fascicule, connu sous le nom de rênes, *habenæ*, ou *pédoncules antérieurs* de la glande pinéale, s'applique sur la face interne de la couche optique, aborde la base du conarium et s'épanouit dans substance grise (Pl. II, 4; XXII, 20).

Le *conarium*, décrit sous ce nom par Galien, est situé entre les deux feuillets la toile choroïdienne, en dessous de la veine de Galien, dans le sillon qui sépare tubercules quadrijumeaux antérieurs. Composé de deux petits globules chez quelq animaux, il est simple chez l'adulte, d'une couleur gris rougeâtre, un peu analog à la substance corticale, d'un volume égal à celui d'un gros pois. Sa forme est ce d'un cône dont la base est tournée en avant et en bas. Willis l'a comparé à u pomme de pin, d'où le nom de glande pinéale; il est constitué par du tissu conjonc de la substance grise et des vaisseaux capillaires entourant une petite cavité centra contenant parfois de petites concrétions calcaires (Pl. XXXVII).

La glande pinéale émet de sa base dans chaque hémisphère trois prolongemer blancs appelés pédoncules antérieurs, moyens et inférieurs.

Les *pédoncules antérieurs* ou *supérieurs* se dirigent en avant en cheminant da l'épaisseur de la couche grise qui tapisse les parois du ventricule moyen. On l aperçoit par transparence dans cette couche, et l'on peut les suivre jusqu'au trou Monro, où ils aboutissent aux piliers antérieurs du trigone (Pl. II, 5).

Les *pédoncules moyens* se portent latéralement dans la substance grise de couche optique, vers le centre médian.

Les *pédoncules postérieurs* ou *inférieurs* croisent la commissure blanche post rieure, s'inclinent en bas et en dehors et se terminent dans le pulvinar.

CHAPITRE II. — CERVELET.

Le cervelet est la portion de l'encéphale qui occupe, au-dessous des région postérieures du cerveau, la loge constituée par les parois osseuses de l'occipital et l repli horizontal de la dure-mère, nommé *tente du cervelet,* qui est tendu de l'une l'autre paroi (Pl. I, 16).

Le cervelet a la forme d'un segment d'ellipsoïde, composé de deux lobes latérau réunis l'un à l'autre par un petit lobe médian et séparé des lobes occipitaux du cervea par la tente du cervelet; il est en contact médiat avec la face postérieure du névraxe

Le lobe médian présente une éminence en forme d'arête antéro-postérieure, nommée *vermis superior*; sa face inférieure est connue sous le nom de *vermis inferior*.

On a décrit, sous des noms particuliers, sur le *vermis superior* et sur le *vermis inferior*, des lobules dont la forme et les limites ne sont pas toujours très nettes, qui n'ont aucune importance histologique ou fonctionnelle. Il en est de même des éminences signalées à la surface des lobes cérébelleux. Elles n'offrent d'intérêt qu'au point de vue de la description topographique extérieure du cervelet.

Un grand nombre de sillons curvilignes concentriques traversent la surface du cervelet, la divisent en lamelles parallèles, séparées les unes des autres par un repli de la pie-mère. Un sillon horizontal très étendu, le *grand sillon circonférenciel* de Vicq-d'Azyr (*sulcus horizontalis magnus*), pénétrant jusqu'à la substance médullaire, partage la circonférence en deux portions, l'une supérieure et l'autre inférieure.

La conformation intérieure du cervelet rappelle absolument par sa disposition particulière le plan général de la texture du cerveau.

Chaque lobe cérébelleux est constitué par une écorce de substance grise, reliée par des fibres nerveuses médullaires à un noyau central de substance grise.

ARTICLE I. — SUBSTANCE GRISE DU CERVELET.

La substance grise du cervelet comprend, comme dans le cerveau, la substance grise corticale ou périphérique et la substance grise du noyau central.

§ 1. *La substance grise du cervelet* forme à sa périphérie une couche corticale pliée et repliée sur elle-même sous l'aspect de lames et lamelles juxtaposées, qui lui donnent une apparence foliacée. Cette couche corticale offre à l'œil nu par sa teinte l'aspect de deux zones contiguës à peu près d'égale épaisseur; la plus superficielle, d'une couleur jaune rougeâtre, est connue sous le nom de *couche rouillée;* la plus profonde est d'une coloration grisâtre, légèrement transparente. Ces deux zones sont constituées par des éléments cellulaires identiques à ceux de la substance corticale du cerveau, mais ils s'en distinguent par des caractères qui sont propres à la substance corticale du cervelet.

La *zone superficielle* est formée par de la névroglie contenant de petites cellules triangulaires de 6 μ à 10 μ et de nombreux capillaires. Elle est séparée de la zone profonde par une couche de fibres nerveuses dirigées *parallèlement* à la surface externe, renfermant de grosses cellules ovoïdes ou piriformes, de couleur jaunâtre, de 30 μ à 70 μ de diamètre, découvertes par Purkinje (Microphotographie, Pl. B, fig. IV).

Ces *cellules de Purkinje* sont situées sur une seule rangée les unes à côté autres, à la limite supérieure de la zone profonde, sur laquelle repose le corps g buleux de la cellule, tandis que son extrémité caudale émet vers la couche superficie un prolongement bifide dont chaque branche se ramifie.

Le corps de la cellule renferme un noyau ovoïde, pourvu d'un nucléole; il env quelques prolongements très déliés vers les couches sous-jacentes, en continuité av les filaments de la substance médullaire. Les prolongements irradiés vers la périphé se dichotomisent assez régulièrement, plongent dans la substance amorphe, s'anas mosent avec les mêmes prolongements des cellules voisines et vont se terminer da les petites cellules qui les environnent ou qui forment une lame mince immédiateme sous-jacente à la pie-mère (Microphotographie, Pl. B, fig. V).

La *zone profonde* est constituée par de la névroglie, renfermant une gran quantité de très petites cellules rondes, mesurant de 6 μ à 9 μ de diamètre, qui donne à cette couche un aspect granuleux. Ces cellules sont pourvues de petits filamen anastomosés entre eux en réseau plexiforme.

La description donnée par Meynert comprend trois couches :

La *première couche*, la plus externe, est la couche grise ou moléculaire; e contient seulement quelques petites cellules isolées dans la névroglie.

A sa limite interne, cette couche renferme des cellules fusiformes et des fibr médullaires parallèles à la surface externe.

La *seconde couche* est la *couche des cellules*, elle contient les cellules de Purkinje.

La *troisième couche*, la plus interne, ou la *couche des granulations*, est form par une substance granuleuse constituée par de petites cellules arrondies, pourvu de prolongements.

§ 2. *Substance grise du noyau central.* — La substance grise forme en outre l'intérieur de chaque lobe cérébelleux, comme dans chaque hémisphère cérébral, u noyau décrit par Vieussens sous le nom de *corps rhomboïdal*, et par Vicq-d'Azyr sou celui de *corps dentelé* ou *festonné*. Ce noyau offre l'aspect d'une membrane de couleu brune jaunâtre, repliée sur elle-même un grand nombre de fois en zigzag, circons crivant un espace ovoïde de substance médullaire, dont l'ouverture ou goulot, tourné en avant, en haut et en dedans, correspond aux angles latéraux du quatrième ven tricule.

Cette membrane est composée de cellules nerveuses multipolaires de 30 μ de lon et d'environ 10 μ à 15 μ de large, pourvues d'un noyau ovoïde nucléolé et de prolonge *de Vieussens* (14). Elle recouvre la partie supérieure d'une cavité comprise entre le cervelet, le bulbe et la protubérance. Cette cavité, appelée *quatrième ventricule*, communique par l'aqueduc de Sylvius avec le ventricule moyen et, en bas, avec le canal central de la moelle épinière.

16. — Coupe de la *protubérance annulaire* ou *pont de Varole* montrant, au milieu d'un amas de substance grise, les fibres transversales blanches appartenant aux pédoncules cérébelleux moyens et les fibres verticales blanches issues du bulbe rachidien.

17. — Section du *bulbe rachidien* présentant les fibres arciformes du raphé médian, la substance grise centrale du bulbe (18) et un faisceau blanc à la région postérieure, les *pyramides postérieures* (19).

a. — L'artère cérébrale antérieure, branche de la carotide interne, irrigue la face inférieure du lobe frontal et une grande partie de la face interne de l'hémisphère. Elle fournit trois branches : la première se répand sur les deux circonvolutions frontales inférieures ; la deuxième se porte à la première circonvolution frontale, à l'extrémité de la circonvolution frontale ascendante, au corps calleux, à la circonvolution crêtée, et au lobule paracentral ; la troisième se distribue au lobule quadrilatère (præcuneus).

b. — L'artère vertébrale constitue, avec sa congénère du côté opposé, l'artère basilaire (*c*) qui se divise, au niveau du bord supérieur de la protubérance, en deux branches : les artères cérébrales postérieures.

d. — Branche de l'artère cérébrale postérieure. — L'artère cérébrale postérieure se partage en trois artères : la première se rend à la circonvolution du crochet, la deuxième à la partie inférieure du lobe sphénoïdal, la troisième (*d*) au lobule occipital interne (cuneus) et au lobulus extremus de Ecker.

au-dessous du corps rhomboïdal et gagnent le lobe médian. Ces deux groupes de fibres constituent la substance médullaire des Vermis superior et inferior ; elles sortent du lobe médian et se répandent dans le lobe opposé vers les régions homologues à celles dont elles dérivent (Pl. XXVI).

§ 3. *Les fibres convergentes*, issues des cellules de la substance grise corticale, se groupent en un fascicule central autour de l'axe de chaque foliole. Ce fascicule s'accole à celui du foliole voisin et se porte vers la substance grise du corps rhomboïdal ; il suit une direction et un trajet convergent en rapport avec le point d'origine à la substance corticale et le lieu d'arrivée au corps rhomboïdal. Les fibres qui proviennent des régions supérieures se dirigent en bas, celles des régions inférieures se portent en haut, celles des régions latérales vont vers le centre ; toutes ces fibres s'inclinent dans leur marche et prennent un trajet curviligne pour atteindre les régions centrales qui leur sont propres (Pl. XXXIV, 9).

Arrivées au corps rhomboïdal, les faisceaux qu'elles forment se décomposent en fascicules qui pénètrent dans les anfractuosités de la substance grise ; les fibres se séparent de nouveau, s'épanouissent en fibrilles divergentes dans la substance grise, où elles entrent en connexion avec les cellules nerveuses qu'elle renferme.

ARTICLE III. — FIBRES EFFÉRENTES CÉRÉBELLEUSES.

La substance grise du corps rhomboïdal reçoit, par les anfractuosités de sa périphérie, les fibres convergentes qui naissent des diverses parties de la substance corticale du cervelet. Elle émet, de tous les points de la surface interne de ses sinuosités, des fibres nerveuses *efférentes,* qui se portent, sous forme de trois gros faisceaux désignés sous le nom de *pédoncules cérébelleux,* dans des directions différentes.

Un premier groupe se porte en avant et en bas ; il est désigné sous le nom de *pédoncules cérébelleux inférieurs.*

Un second groupe se dirige en avant ; il enlace la protubérance et constitue les *pédoncules cérébelleux moyens.*

Un troisième groupe prend une direction ascendante vers les tubercules quadrijumeaux ; il forme les *pédoncules cérébelleux supérieurs.*

Ces trois groupes de fibres suivent un trajet qui leur est propre et vont se terminer dans un amas particulier de cellules nerveuses, appartenant au névraxe, situé sur le côté opposé à celui de leur origine (Pl. VI, VII).

Les fibres des *pédoncules cérébelleux inférieurs*, nées dans la cavité des corps rhomboïdaux, se séparent en deux groupes. Le groupe externe, sous l'aspect d'un gros faisceau désigné sous le nom de *corps restiforme*, se porte vers le bulbe en décrivant une courbe spiroïde à concavité interne, s'insinue en se dissociant dans les interstices des fibres ascendantes, croise sur la ligne médiane les fibres du groupe congénère, continue son trajet et se termine dans le côté externe des corps olivaires par des fibres arquées connues sous le nom de *fibres arciformes du bulbe*.

Le groupe interne des pédoncules cérébelleux inférieurs vient aboutir, sous la forme d'un petit faisceau, dans la substance grise du noyau des cordons grêles (Pl. XXXVII).

Les fibres des *pédoncules cérébelleux moyens*, en se séparant des pédoncules inférieurs, constituent un faisceau, nettement distinct sur les parties latérales et antérieures du cervelet, qui se dirige transversalement en dedans. Ses fibres s'entre-croisent avec celles de son congénère en formant un raphé médian, gagnent le côté opposé, traversent les interstices des faisceaux ascendants et vont s'amortir dans les cellules de la substance grise de la protubérance (Pl. VI, 19; XXXVIII, 20; XXXIX).

Les fibres des *pédoncules cérébelleux supérieurs*, dès leur sortie du corps rhomboïdal, se séparent très nettement des deux autres faisceaux de fibres efférentes. Elles se dirigent en haut, en avant et en dedans; se juxtaposent, constituent de chaque côté du quatrième ventricule une bandelette aplatie, qui en occupe les angles supérieurs. Ces bandelettes s'infléchissent en dedans, s'entre-croisent au niveau de la ligne médiane, passent dans le côté opposé à celui d'où elles proviennent, suivent leur direction ascendante nouvelle, et vont s'épanouir dans les cellules d'une agglomération de substance grise décrite par Stilling sous le nom de *noyaux rouges*.

Une partie des fibres des pédoncules cérébelleux supérieurs contourne la face externe des noyaux rouges et va s'amortir dans les amas de substance grise qui constituent le *corpus Luysii* et le *locus niger* de Sœmmering (Pl. V; XXVI, 26; XL, 20).

Les pédoncules cérébelleux sont donc en connexion chacun avec un noyau de substance grise appartenant au névraxe.

CHAPITRE III. — NÉVRAXE.

L'axe cérébro-spinal, désigné aussi sous le nom de névraxe, est formé par l'ensemble des éléments nerveux groupés depuis la base du ventricule moyen, jusqu'à la région lombaire.

La portion intra-crânienne constitue le troisième segment de l'encéphale, décrit dans les auteurs classiques sous le nom d'*Isthme de l'encéphale*, qui le divisent en un plan supérieur comprenant les tubercules quadrijumeaux, la valvule de Vieussens, les pédoncules cérébelleux supérieurs et le ruban de Reil; et en un plan inférieur, formé par la moelle allongée, constitué par les pédoncules cérébraux, les pédoncules cérébelleux moyens, la protubérance et le bulbe.

La portion extra-crânienne du névraxe porte le nom de *moelle épinière*. Elle occupe toute la hauteur de la cavité rachidienne.

Le névraxe est composé, ainsi que les deux autres segments de l'encéphale, par de la substance grise et par de la substance blanche.

Ces éléments nerveux présentent dans les diverses régions du névraxe un aspect particulier, une disposition spéciale et une structure qui leur est propre.

ARTICLE I. — SUBSTANCE GRISE DU NÉVRAXE.

La substance grise est disposée à l'intérieur du névraxe suivant l'axe commun, depuis la région antérieure du cerveau jusqu'à la région terminale de la moelle épinière.

Dans la moelle épinière, la substance grise est entourée d'une écorce blanche formée de fibres nerveuses, groupées en faisceaux longitudinaux prismatiques et triangulaires, distingués, suivant leur situation, par la dénomination de *cordons antérieurs, cordons latéraux, cordons postérieurs* et séparés les uns des autres par des prolongements lamelleux, issus des membranes qui enveloppent la moelle. Ces prolongements lamellaires se ramifient dans l'épaisseur des cordons et les subdivisent en fascicules de différentes dimensions.

La substance grise, que ces cordons entourent comme une coque, occupe la région centrale de la moelle et se prolonge, dans toute son étendue, de chaque côté de la ligne médiane sous la forme de deux colonnes grises à peu près prismatiques, irrégulièrement développées dans les diverses régions de leur parcours et juxtaposées par leur sommet. L'arête antérieure est courte, volumineuse, irrégulièrement arrondie et dentelée ; elle porte le nom de *corne antérieure ;* l'arête postérieure s'allonge jusqu'à la périphérie, elle est plus étroite et a reçu le nom de *corne postérieure*. Son extrémité est revêtue d'une sorte de calotte de substance grise particulière nommée *substance gélatineuse de Rolando* (Microphotographie, Pl. C, fig. IV).

La portion médiane juxtaposée entre les sommets des deux colonnes pyramidales forme la *commissure grise de la moelle*. Sa partie antérieure renferme sur la ligne d'axe le canal central de la moelle.

Ce canal s'étend de la cavité ventriculaire du cerveau jusqu'à l'extrémité inférieure de la moelle, en suivant la ligne qui occupe l'axe de la colonne de substance grise. Sa paroi interne est tapissée par une membrane conjonctive, appelée *Ependyme*, revêtue à sa face interne de cellules à cils vibratiles.

La substance grise de la moelle est composée par des cellules nerveuses de petite dimension et de myélocites disséminés dans une trame fibrillaire finement réticulée, traversée de réseaux constitués par les cylindres-axes. Ces éléments communs à toute la colonne grise renferment des groupes de cellules particulières (Microph., Pl. C, fig. I).

Dans les cornes antérieures, on distingue trois groupes de cellules multipolaires : l'un vers le bord antérieur, l'autre vers le bord interne et le troisième vers le bord externe. Ces cellules, dites *motrices*, ont un gros noyau sphérique pourvu d'un nucléole ; elles ont une coloration jaunâtre et sont parfois pigmentées ; leur diamètre varie de 80 μ à 120 μ ; elles donnent naissance à des prolongements larges et épais à leur origine qui se ramifient après un court trajet en ramuscules secondaires, s'effilent insensiblement et entrent en connexion avec les fibres radiculaires des nerfs moteurs.

Deiters a désigné sous le nom de *prolongement cylindre-axe* un de ces prolongements qui resterait indivis ; très délié à son origine, ce prolongement grossirait progressivement, se recouvrirait de myéline pour se convertir finalement en fibre nerveuse. Cette description est difficile à constater par l'examen d'un groupe de cellules multipolaires, isolées sur une préparation. Toutes ces cellules se présentent en effet avec des prolongements larges et épais à leur origine, divisés bientôt en branches ramifiées (Microphotographie, Pl. C, fig. II et III).

La région intermédiaire aux cornes antérieures et postérieures renferme un groupe de cellules, réunies vers la région interne et médiane, qu'on désigne sous le nom de *colonne de Clarke* ou *noyau de Stilling*. Ces cellules sont moins volumineuses que celles des groupes renfermés dans les cornes antérieures; elles ont 60 μ de diamètre en moyenne, et trois ou quatre prolongements seulement.

Sur les côtés externes de la base des cornes postérieures, on distingue un amas de cellules que Jacubowitsch considère comme analogues aux cellules ganglionnaires.

Les cornes postérieures sont coiffées en arrière par la substance gélatineuse de Rolando qui se voit à découvert dans le sillon collatéral postérieur ; elle présente une coloration grisâtre transparente, d'un aspect gélatineux; elle est formée par un réseau de très petites cellules ovoïdes de couleur jaunâtre, pourvues d'un gros noyau, disposées en séries sur le trajet des racines postérieures, qui s'éparpillent en fibrilles en atteignant la moelle, se fusionnent et disparaissent dans le réseau de la substance gélatineuse.

La substance grise donne naissance aux nerfs rachidiens ou spinaux par deux séries de racines, qui prennent leur origine l'une dans la corne antérieure, et l'autre dans la corne postérieure. Les racines antérieures émergent des cellules *motrices* des cornes *antérieures;* elles sont désignées pour ce motif sous le nom de racines antérieures ou motrices; après avoir franchi la gaine que leur fournit la dure-mère, elles se réunissent aux racines postérieures.

Les réseaux de la substance gélatineuse de Rolando qui terminent les cornes postérieures donnent naissance aux racines postérieures ou sensitives. Ces fibres radiculaires, aussitôt après avoir traversé la gaine de la dure-mère, se rendent dans un ganglion ; à leur sortie de ce ganglion, elles s'accolent aux racines antérieures et constituent un tronc unique à la fois sensitif et moteur, ou nerf mixte, qui s'étend, en se ramifiant, jusqu'aux divers organes de l'économie. *C'est le système nerveux périphérique.*

Ce plan morphologique de la substance grise reste le même dans toute l'étendue du névraxe; sa disposition seule ne demeure pas exactement semblable à celle qu'elle présente dans la moelle épinière.

Au premier abord, il semble que la portion intracrânienne du névraxe possède une structure différente, toute spéciale, sans aucun rapport de continuité avec celle de la portion sous-bulbaire ou extracrânienne; il est cependant possible de démontrer, par des coupes fines successives, que le plan morphologique n'est pas changé et qu'il se continue à travers le bulbe et la protubérance jusqu'à la base du ventricule moyen. Les faisceaux blancs, qui forment les cordons de la moelle, présentent, à partir du collet du bulbe, une modification dans leur trajet et dans leurs rapports de contiguité; la substance grise refoulée, déplacée, dissociée, subit par suite différentes dispositions des diverses parties de sa masse qui changent sa forme; elle apparaît sous l'aspect d'agglomérations et d'îlots de substance grise, disséminés symétriquement de chaque côté du canal central, au milieu des fibres nerveuses à direction ascendante, transversale ou arciforme, qu'on peut reconnaître et facilement reconstituer en colonne par l'examen de leurs éléments morphologiques.

En arrivant au collet du bulbe, les cordons antérieurs s'infléchissent en arrière et en haut; les cordons latéraux se portent en partie en avant et en dedans. Dans ce mouvement ils pénètrent à travers la substance grise des cornes antérieures (*formation réticulée de Deiters*) qu'ils séparent en deux parties, s'entre-croisent sur la ligne médiane, se redressent et continuent en avant leur trajet ascendant sous le nom de *portion superficielle* ou *motrice des pyramides antérieures*. Les cordons postérieurs s'inclinent à leur tour en avant, en haut et en dedans; ils sectionnent également les cornes postérieures en deux parties, s'entre-croisent sur la ligne médiane, s'accolent à la face postérieure des pyramides antérieures pour constituer la *portion profonde ou sensitive de ces pyramides* (Microphotographie, Pl. C, fig. IV).

La colonne centrale médullaire a donc été subdivisée, par la décussation des cordons de la moelle, en quatre colonnettes formées de chaque côté de la ligne médiane par la tête des cornes antérieure et postérieure décapitées. Une grosse colonne grise, constituée par la base des cornes antérieures et celle des cornes postérieures, occupe le centre et entoure le canal médullaire (Microphotographie, Pl. C, fig. IV).

Des coupes horizontales faites dans des plans successivement plus élevés montrent que le canal central de la moelle se rapproche de plus en plus de la partie postérieure et finit par se trouver à découvert au niveau de l'angle inférieur du quatrième ventricule, c'est-à-dire au niveau du calamus scriptorius. La colonne grise qui entoure le canal central s'étale largement sur le plancher de cette cavité; la base des cornes antérieures se place de chaque côté de la ligne médiane, la base des cornes postérieures vient se ranger sur le côté externe de la précédente. La tête de la corne antérieure est portée en avant et en dehors, la tête de la corne postérieure est fortement rejetée en dehors, atteint même la région superficielle des parties latérales du bulbe où elle apparaît sous l'aspect d'une tache grise, nommée en anatomie descriptive *tubercule cendré de Rolando*.

A mesure qu'on s'élève par des coupes successives, on retrouve ces mêmes amas de substance grise. La base de la corne antérieure se prolonge sur la ligne médiane; la base de la corne postérieure envoie un prolongement nommé *noyau des cordons grêles*, et plus haut un second prolongement, appelé *noyau des corps restiformes* (PL. XXXV). La tête de la corne antérieure se porte en avant, la tête de la corne postérieure devient de plus en plus antérieure. Ces deux colonnettes se rapprochent, se trouvent bientôt côte à côte et se terminent dans la protubérance (Microphotographie, Pl. C, fig. IV).

La substance grise centrale se condense ensuite autour de l'aqueduc de Sylvius, puis elle s'étale de nouveau, tapisse les parois du ventricule moyen et se termine sous forme de deux lamelles grises qui revêtent la cloison transparente.

La substance grise encéphalique du névraxe donne naissance, comme la portion spinale, à deux séries de fibres radiculaires : les *racines motrices* et les *racines sensitives* des nerfs crâniens, qui émergent de groupes de cellules nerveuses faisant partie d'une colonne grise, ou bien formant un amas isolé, séparé d'une colonne grise. Stilling a désigné le premier ces groupes de cellules sous le nom de *noyau d'origine des nerfs*. Cette expression, d'abord appliquée seulement au noyau de l'hypoglosse, a été ensuite conservée et généralisée pour préciser le lieu d'origine des autres nerfs crâniens, quoiqu'il n'existe pas de noyau dans le sens propre du mot.

§ 1. *Noyaux d'origine des nerfs crâniens.* — Au-dessus du collet du bulbe, la substance grise, dissociée et réduite en fragments, pénètre dans le bulbe et la protubérance.

La *base* de la corne antérieure se prolonge de chaque côté de la ligne médiane sur toute la longueur du plancher du quatrième ventricule; elle renferme dans ce parcours le noyau classique du nerf hypoglosse, le noyau du moteur oculaire externe (*noyau supérieur du facial*), le noyau du pathétique et celui du moteur oculaire commun.

Le noyau classique de l'hypoglosse est situé sur l'extrémité postérieure du raphé médian, de chaque côté de la ligne médiane. Ces deux noyaux sont adossés l'un à l'autre et formés de grandes cellules multipolaires, pourvues d'un noyau et d'un nucléole; ces cellules sont semblables à celles que l'on rencontre dans la corne antérieure de la moelle; leurs dimensions varient de 30 μ à 70 μ de millimètre (Microph., Pl. D, fig. II).

Le noyau du moteur oculaire externe se trouve dans un étage plus élevé, enclavé dans la boucle ou genou, le *fasciculus teres*, que forme le facial à la partie moyenne du sillon médian du plancher du quatrième ventricule. Ce noyau est en rapport avec le faisceau moyen du facial, auquel il envoie quelques fibres, ce qui lui a fait donner le nom de *noyau supérieur du facial*.

La substance grise présente autour de l'aqueduc de Sylvius une disposition cordiforme. Dans les angles arrondis de la partie supérieure, elle renferme, de chaque côté de la ligne médiane, un groupe de cellules multipolaires de 30 à 60 μ de longueur, à prolongements fins et ramifiés, qui donne naissance aux fibres radiculaires du nerf pathétique. Vers la pointe de la partie inférieure se trouve un second amas de cellules multipolaires, indiqué par Stilling en 1846, d'où émergent les fibres radiculaires du nerf moteur oculaire commun.

La *tête* de la corne antérieure, située sur un plan plus antérieur et externe, constitue le *noyau antéro-latéral* décrit par Stilling et Kölliker, qui contient le *noyau moteur des nerfs mixtes*, le spinal, le pneumogastrique et le glosso-pharyngien. Plus haut, cette colonne grise forme le *noyau inférieur du facial* et le *noyau de la petite racine motrice du trijumeau* ou *nerf masticateur*.

Le noyau *antéro-latéral* du bulbe ou *noyau moteur* des nerfs mixtes contient des cellules nerveuses multipolaires de 70 μ de longueur et de 30 μ de largeur. Il est situé en avant de la colonne gélatineuse qui fait suite au tubercule cendré de Rolando, dans la partie latérale externe du bulbe, entre l'olive bulbaire et les racines bulbaires du trijumeau, à l'extrémité d'une traînée de substance grise qui le rattache au noyau sensitif des nerfs mixtes (Microphotographie, Pl. C, fig. IV).

Le *noyau antéro-externe ou accessoire* de l'hypoglosse, décrit pour la première fois par M. Math. Duval (1), est formé des mêmes éléments anatomiques que le noyau antéro-latéral. Il est constitué par une formation réticulée de substance grise qui s'étend du noyau postérieur de l'hypoglosse sur les parties latérales du bulbe, en arrière du noyau juxta-olivaire externe, en avant du noyau antéro-latéral des nerfs mixtes.

A la partie antérieure et latérale du bulbe, trois ou quatre îlots isolés et accolés de substance grise constituent le *noyau inférieur* ou *noyau propre* du facial. Il est situé entre l'olive et la racine bulbaire du trijumeau, et se continue, par de faibles tractus de substance grise, avec le noyau accessoire de l'hypoglosse. Sa constitution anatomique est la même que celle des noyaux précédents, c'est-à-dire de grandes cellules multipolaires, contenant un gros noyau sphérique nucléolé, pourvues de prolongements fins et ramifiés.

La *petite racine du trijumeau* ou *nerf masticateur* prend son origine par des fibres radiculaires, qui émergent d'un noyau sphérique à grand diamètre vertical, situé dans la protubérance, en arrière et en dedans de l'extrémité supérieure de la substance gé-

(1) Mathias Duval, *Recherches sur l'origine réelle des nerfs crâniens* (*Journal de l'anat. et de la physiol.* de Ch. Robin, septembre 1876, mars et novembre 1877, janvier et juillet 1878).

latineuse de Rolando, au niveau du point où les racines moyennes et supérieure viennent se réunir à la racine bulbaire pour former le faisceau sensitif du trijumeau. C noyau est formé de grosses cellules multipolaires et fait suite, sur un plan plus élevé au noyau propre du facial, dont il est séparé par le passage de fibres nerveuses.

La *base* de la corne postérieure s'étale en colonne allongée de bas en haut sur l plancher du quatrième ventricule ; elle forme, de chaque côté des masses grises appar tenant à la base de la corne antérieure, de petites saillies qui contiennent les groupes d cellules constituant les *noyaux sensitifs des nerfs mixtes ;* au-dessus elle forme la *racin postérieure du nerf auditif*, connue sous le nom de *barbes du calamus scriptorius*, plus haut elle renferme le noyau des racines moyenne et supérieure du trijumea

Les *noyaux sensitifs* des nerfs mixtes forment une petite colonne grise, netteme circonscrite sur les parties latérales de l'angle inférieur du plancher du quatrième ven tricule, en dehors des noyaux propres du grand hypoglosse, renfermant des cellules d grandeur variable, depuis 35 μ jusqu'à 40 μ de long sur 15 μ à 20 μ de large, à contou arrondis, à prolongements rares et délicats. Cet amas de cellules fort allongé constitu successivement, dès sa partie la plus inférieure, le noyau du spinal ou accessoire, noyau du pneumogastrique et celui du glosso-pharyngien (Microph., Pl. B, fig. III).

Cette petite colonne se termine, ainsi que l'a démontré M. Math. Duval (1), par u très petit noyau ovalaire, situé en arrière et en dedans de la racine bulbaire du trij meau, en avant du noyau interne de l'auditif, qui émet les fibres radiculaires consti tutives du nerf de Wrisberg.

Le nerf auditif ou acoustique est formé par la fusion de deux groupes de fibre Le groupe *inférieur ou externe* contourne le pédoncule cérébelleux inférieur disparaît sous le plancher du quatrième ventricule, sous l'aspect de stries médullair appelées *barbes du calamus ;* le groupe *supérieur ou interne*, beaucoup plus gro passe en avant et en dedans du pédoncule et va aboutir à un noyau de cellules. C deux groupes de fibres radiculaires enclavent, près du bord externe du corps rest forme, un amas de substance grise présentant histologiquement une grande analog avec les ganglions spinaux.

Sur une coupe faite vers le niveau des racines moyennes du glosso-pharyngie on voit une série de fibrilles se détacher de la substance grise du plancher quatrième ventricule, se réunir en fascicules (barbes du calamus), puis en un faisce

(1) Math. Duval, *Société de Biologie*, 30 mars 1878.

qui contourne le corps restiforme, sous le nom de *racine inférieure ou externe*. Une coupe pratiquée au-dessus du glosso-pharyngien, au niveau du noyau du nerf de Wrisberg, permet de suivre la *grosse racine* du nerf auditif, entre le corps restiforme et la racine bulbaire du trijumeau, jusqu'à la substance grise du plancher du quatrième ventricule appelée formation de l'acoustique, et, plus particulièrement, dans un groupe de cellules éparses, d'une forme ovalaire, pourvues de prolongements très minces et très délicats, assez analogues aux cellules du trijumeau, qui occupe l'espace compris entre le noyau du nerf de Wrisberg, les racines du facial, le corps restiforme et le bord postérieur du plancher du quatrième ventricule.

Les racines moyennes du trijumeau prennent leur origine dans la substance grise des angles externes de la partie moyenne du plancher du quatrième ventricule, caractérisée par une teinte bleuâtre qui lui a fait donner le nom de *locus cæruleus*. Les fibres radiculaires émergent d'un groupe allongé de grosses cellules, de 70 μ de long sur 20 à 30 μ de large, à contours arrondis, renfermant un pigment brun et noir, d'où le nom de *substantia ferruginea*.

La substance grise qui entoure l'aqueduc de Sylvius renferme, vers ses bords latéraux, des cellules disséminées sur un long espace en petits amas, qui donnent naissance aux fibres des racines supérieures du trijumeau. Ces cellules volumineuses, de 70 μ de long sur 60 μ de large, présentent une grande analogie avec les cellules qui constituent dans la moelle les colonnes dites de Lockart-Clarke; elles possèdent un noyau arrondi avec un ou plusieurs nucléoles et ont un prolongement ramifié.

La tête de la corne postérieure constitue le *tubercule cendré de Rolando*; elle est formée par la substance gélatineuse qui coiffe les cornes postérieures. Dans son trajet ascendant, elle donne naissance à la racine inférieure ou bulbaire du trijumeau (1).

La *racine bulbaire* ou *inférieure du trijumeau* commence au-dessus de l'entre-croisement des cordons postérieurs de la moelle, par des fibrilles qui prennent naissance dans le tubercule cendré de Rolando, formé par la tête des cornes postérieures décapitées.

La substance gélatineuse qui l'entoure émet une série de fibres nerveuses se dirigeant en dehors et en arrière. Ces fibres constituent par leur groupement, à la protubérance, un faisceau en forme de croissant, dont la concavité, tournée en dedans, embrasse la substance gélatineuse, tandis que la partie convexe, d'abord superficielle, est, plus haut, recouverte par les corps restiformes et les racines inféro-externes du

(1) Vulpian, *Essai sur l'origine de plusieurs paires de nerfs crâniens*, 1853. *Leçons sur la physiologie du système nerveux*, 1866.

nerf auditif. Vers ce niveau, la racine bulbaire reçoit des fibres radiculaires d'un autr ordre; la substance gélatineuse n'est plus apparente au-dessus de cette coupe.

§ 2. *La substance grise de la moelle,* qui est demeurée contiguë au canal centra après la décussation des cordons de la moelle, forme à la partie supérieure d l'aqueduc de Sylvius deux intumescences de chaque côté de la ligne médiane; ce son les *tubercules quadrijumeaux.*

Le noyau de substance grise du tubercule quadrijumeau supérieur est mal limité celui du tubercule quadrijumeau inférieur a une forme beaucoup plus nette. Ce noyaux renferment de petites cellules multipolaires, de 20 μ de diamètre, pourvue de prolongements extrêmement fins et délicats, et quelques grosses cellules multi polaires de 45 μ à 90 μ de diamètre, à prolongements ramifiés.

La substance grise se prolonge en avant de l'aqueduc de Sylvius, s'étale et tapiss la paroi du troisième ventricule. A ce niveau, elle présente de petites traînées d cellules nerveuses qui sont en connexion avec le muscle ciliaire, le sphincter pupillair et avec un grand nombre de fibrilles qu'on voit se diriger en dehors à travers l substance grise de la couche optique.

A la base du ventricule moyen, la substance grise centrale s'épaissit, constitu une masse cendrée appelée *tuber cinereum* et se termine en avant et au-dessus pa deux lamelles étalées sur les parois latérales du *septum lucidum.*

Le tuber cinereum renferme de chaque côté sur ses parties latérales, au-dessu de la bandelette optique, un noyau contenant des cellules fusiformes de 30 μ d diamètre et quelques cellules multipolaires à prolongements ramifiés. De ce noya émergent de petites fibrilles, les *racines grises optiques,* qui gagnent directemen le tronc du nerf optique correspondant.

La substance grise du septum lucidum donnerait origine, d'après M. Luys, au racines internes des nerfs olfactifs.

§ 3. *Aux formations ganglionnaires* de la base de l'encéphale, il faut ajoute un noyau de substance grise *enclavé seulement* dans la substance corticale du lob sphénoïdal.

Ce noyau, désigné sous le nom de *ganglion olfactif,* de *noyau amygdalien* (nucleu amygdaleus de Mandelkern), est en effet entièrement à découvert chez certains animaux sur quelques-uns même, comme sur la raie, il forme un énorme ganglion bilob libre à l'extrémité antérieure du névraxe, bien en avant des lobes frontaux.

Ce ganglion, chez la raie, reçoit directement le fascicule des nerfs olfactifs, qu s'implante par une racine très volumineuse, à chacun de ses angles latéraux et postérieurs. Cette disposition du cerveau de la raie est fort utile à signaler, car elle offre une grande importance anatomique.

Rolando et Foville ont déjà indiqué les rapports de ce noyau avec les racines externes des nerfs olfactifs; Serres a en outre montré ses connexions avec les fibres du tænia semi-circularis, il a été décrit pour la première fois par M. Luys sous le nom de *ganglion olfactif* (1).

Cet amas de substance grise a l'aspect d'un îlot du volume d'une noisette, situé en avant de l'hippocampe. Il est recouvert par l'extrémité antérieure du lobe sphénoïdal, et composé par des cellules présentant tous les caractères des cellules ganglionnaires. Ces cellules ont une coloration jaunâtre; elles sont apolaires ou unipolaires, pourvues d'une enveloppe de fibrilles concentriques, fréquemment recouvertes de granulations pigmentaires.

Les fibres afférentes proviennent des racines externes des nerfs olfactifs; les fibres efférentes sont représentées par le fascicule de racines grises, qui traverse la substance perforée antérieure et par le fascicule qui se détache du ganglion olfactif, se porte en arrière et contourne la couche optique sous le nom de *tænia semi-circularis.*

§ 4. *En outre des ganglions olfactifs,* la substance grise centrale du névraxe donne origine à une autre formation ganglionnaire désignée sous le nom de *corps genouillés interne* et *externe.*

Ces deux petits amas de substance grise sont situés à la région postéro-inférieure des couches optiques sur les bords de la fente cérébrale de Bichat, appuyés contre les fibres pédonculaires; ils n'affectent que des rapports de contiguité avec les parties qui les environnent; l'externe est beaucoup plus volumineux que l'interne.

Ces deux ganglions reçoivent chacun des fibres nerveuses périphériques d'un ordre particulier, qui partent du chiasma des nerfs optiques sous la forme d'un faisceau unique. Ce faisceau contourne le bord supérieur des pédoncules cérébraux, sous le nom de *bandelettes optiques,* se sépare progressivement en deux fascicules qui vont s'amortir séparément dans leur ganglion, sous la forme de lignes concentriques régulièrement emboîtées les unes dans les autres (Pl. XXIV, 18; XXXIX) (Microph., Pl. A, fig. IV).

Ces fibres afférentes aux ganglions ressortent dans une direction opposée sous la forme de petits fascicules blanchâtres. Le fascicule du ganglion *interne* s'épanouit

(1) Luys, *Recherches sur le système nerveux cérébro-spinal.* Paris, 1873, et *Iconographie photographique des centres nerveux.* Paris, 1865.

dans la substance grise du tubercule quadrijumeau *postérieur,* celui du ganglion externe dans la substance grise du tubercule quadrijumeau *antérieur* (Pl. XXXVI, 9).

Les fibres optiques présentent donc, comme les nerfs rachidiens : 1° une racine antérieure qui s'amortit dans la substance grise corticale du tuber cinereum; 2° une racine postérieure qui traverse un ganglion et va se rendre dans la substance grise centrale des tubercules quadrijumeaux.

La substance grise du névraxe forme par conséquent, depuis les régions les plus inférieures de la moelle jusqu'aux régions les plus antérieures du cerveau, une série en parfaite continuité d'éléments nerveux en connexion d'une part avec les racines motrices et d'autre part avec les racines sensitives des cordons nerveux.

Le plan morphologique des portions rachidienne et crânienne du névraxe reste donc absolument le même, malgré les apparentes divergences que présente la portion encéphalique.

ARTICLE II. — FORMATIONS ACCESSOIRES DE SUBSTANCE GRISE.

Parmi les petites colonnes dissociées, fragmentées, qui établissent dans le bulbe et la protubérance la continuité de la substance grise centrale médullaire, on trouve dans la partie encéphalique du névraxe de véritables noyaux de substance grise, qui possèdent un système propre de fibres efférentes et jouent par conséquent un rôle particulier dans les fonctions de l'innervation encéphalique.

§ 1. *Dans la partie antérieure et supérieure du bulbe,* on rencontre un noyau ovalaire, de couleur rouge, brun, jaunâtre, c'est l'*olive bulbaire;* ce noyau est formé par une membrane repliée en zigzag plusieurs fois sur elle-même, circonscrivant une cavité ellipsoïde ouverte du côté interne (Pl. IV, 23; XL, 30).

Cette membrane est composée de petites cellules jaunâtres multipolaires, de 18 à 30 μ de diamètre, pourvues d'un noyau volumineux, de granulations pigmentaires et de prolongements très déliés. Sa couleur, son aspect plissé, sa configuration, rappellent les dispositions des corps rhomboïdaux du cervelet (Microph., Pl. D, fig. IV).

En avant et en dedans de l'olive, on rencontre une lamelle coudée de substance grise de même nature. Cet amas forme le *grand noyau pyramidal de Stilling,* ou *noyau juxta-olivaire interne* de Sappey et Math. Duval, qui nomment *noyau juxta-olivaire externe* la petite lamelle de substance grise, située en arrière et en dehors de l'olive et en avant de la corne antérieure (Pl. XL, 31) (Microph., Pl. D, fig. III).

A cette formation se rattache le noyau de substance grise qui sépare en haut, l'une de l'autre, les portions sensitives des pyramides antérieures du bulbe.

Sur le trajet des fibres du pédoncule cérébelleux inférieur, la substance grise forme une colonne allongée, mince, irrégulière, terminée en fuseau à ses deux extrémités, connue sous le nom de *noyau des corps restiformes* (Pl. XXXVII) (Microph., Pl. C, fig. IV).

§ 2. *Au-dessus des olives,* la substance grise forme un amas ovoïde considérable dans la partie antérieure de la protubérance. Ce volumineux noyau de substance grise est traversé par des fascicules de fibres dirigées longitudinalement et transversalement. Ce dernier ordre de fibres provenant du cervelet s'amortit dans les cellules nerveuses qu'il renferme. Il est donc probable que les connexions de cet amas gris sont plus particulièrement intimes avec le cervelet qu'avec tout autre segment de l'encéphale et qu'il joue le rôle d'interrupteur ou de relais entre les trois segments de l'encéphale (Pl. IV, 20).

Au-dessus du bord supérieur de la protubérance, un amas de substance grise forme, de chaque côté de la ligne médiane, dans chaque pédoncule cérébral, un noyau transversal curviligne. Ce noyau renferme des cellules caractérisées par un grand nombre de granulations pigmentaires, qui donnent à cette couche, connue sous le nom de *locus niger de Sœmmering,* une couleur noire bistrée (Pl. IV, 19; XXVIII, 12; XL, 22).

§ 3. *A l'extrémité supérieure de chaque pédoncule cérébral,* la substance grise se réunit en un noyau de couleur rouge-brun, jaunâtre, légèrement rosée; ce sont les *noyaux rouges de Stilling.* Leur forme est régulièrement sphérique; leur diamètre mesure de 7 à 8 millimètres. Ils présentent un petit orifice, une sorte de *hile,* tourné vers la ligne médiane et un peu en haut. Cette substance grise est composée de petites cellules ovoïdes, jaunâtres, pourvues d'un noyau rond et de nombreux prolongements très déliés, anastomosés avec ceux des cellules voisines.

Ces deux noyaux sont situés sur le trajet des fibres des pédoncules cérébelleux supérieurs, qu'ils interrompent. Ils émettent par le côté opposé des fibres efférentes prenant leur origine dans les cellules nerveuses qu'ils renferment (Pl. IV, 14; XXVI, 13; XL, 18).

M. Luys a décrit le premier, sous le nom de *bandelette accessoire de l'olive supérieure,* un amas de substance grise situé dans l'intervalle compris entre l'extrémité supérieure du locus niger et le bord antéro-externe du noyau rouge de Stilling. Ce noyau, que nous appellerons *corpus Luysii,* a une forme semi-lunaire, renflée à sa partie médiane. Il est formé par un tissu dense et cohérent, d'une coloration blanc-jaunâtre, renfermant des cellules très fortement pigmentées, dont le volume et l'aspect rappellent les cellules des noyaux rouges (Pl. IV, 17; XXVI, 12; XLII, 16).

Le corpus Luysii est en connexion par sa face postéro-interne avec un groupe de fibres provenant des pédoncules cérébelleux supérieurs, tandis qu'il émet par sa face antéro-externe des fibrilles grisâtres qui s'irradient en avant et en dehors.

ARTICLE III. — SUBSTANCE BLANCHE DU NÉVRAXE.

En traversant le collet du bulbe, les fibres nerveuses groupées en faisceaux prismatiques autour de la colonne grise centrale de la moelle subissent une modification profonde dans leur situation relative, un déplacement progressif et total.

§ 1. *Entre-croisement des cordons de la moelle.* — Les cordons *latéraux* de la moelle s'entre-croisent sur la ligne médiane, se redressent verticalement et continuent leur marche ascendante sous le nom de *pyramides antérieures.* Les fibres nerveuses longitudinales qui les composent forment la *portion superficielle* ou *motrice des pyramides;* elles se réunissent en groupes nettement limités, qui, en s'accolant les uns aux autres, donnent à la section perpendiculaire à l'axe de ce faisceau un aspect fasciculé très caractéristique (Pl. IV, 22; XL, 27, XLIII).

Les cordons *postérieurs* de la moelle s'inclinent en avant, s'entre-croisent sur la ligne médiane, au-dessus des précédents; s'accolent à la face postérieure des pyramides antérieures, qu'ils suivent dans leur marche ascendante; ils constituent la *portion profonde ou sensitive* de ces pyramides. Les fibres nerveuses, plus fines dans ce faisceau, se juxtaposent longitudinalement sans se grouper en fascicules; la coupe de cette portion présente par suite un aspect homogène, finement granulé, qui différencie facilement sur une coupe du bulbe les deux portions des pyramides antérieures (Pl. IV, 25; XL, 28; XLII, 25) (Microph., Pl. D, fig. I).

Les cordons *antérieurs,* entre-croisés sur toute la longueur de la moelle, s'écartent l'un de l'autre au niveau du collet du bulbe pour livrer passage aux cordons latéraux. Ils se dirigent en arrière et en haut, s'infléchissent en dedans, pour se concentrer sur les côtés de l'extrémité postérieure du raphé médian, au-dessus de la substance grise du plancher du quatrième ventricule; un grand nombre de fibres transversales s'entremêlent avec ces faisceaux. Ces trois cordons se groupent par conséquent dans le bulbe, en avant du canal central, contre le raphé médian.

Une portion des cordons antéro-latéraux n'a pas suivi le mouvement de flexion en dedans du faisceau. Elle est restée en avant et en contact avec l'extrémité libre de la *tête* de la corne postérieure. Elle continue son trajet ascendant en arrière de l'olive bulbaire, sous le nom de *faisceau latéral du bulbe,* demeure juxtaposée au tubercule cendré de Rolando, et sépare plus haut la corne antérieure de la corne postérieure (Pl. XXXVIII, 25).

Les cordons postérieurs de la moelle sont prolongés dans le bulbe par un faisceau appelé *cordon grêle* par Burdach et *cordon cunéiforme de Goll* par Kölliker. Ce faisceau constitue les *pyramides postérieures* du bulbe; il se renfle au niveau du bec du calamus scriptorius, s'incline ensuite obliquement en haut et en dehors, et se fusionne avec les parties latérales internes du pédoncule cérébelleux inférieur. Burdach appelle cordon cunéiforme la portion *externe* seulement de ce faisceau postérieur du bulbe; Meynert désigne également la portion interne sous le nom de funiculus gracilis et la portion externe sous celui de funiculus cuneatus (Pl. IV, 24; XXXVI, 16; XXXVII).

§ 2. *Passage des fibres spinales à travers la protubérance.* — Les trois cordons de la moelle, arrivés au delà du bulbe, se prolongent dans la protubérance de chaque côté du raphé médian.

Au sommet du bulbe, la portion motrice des pyramides occupe les côtés de la partie antérieure du raphé médian; la portion sensitive prend, au niveau du bord supérieur de l'olive bulbaire, une direction en arrière et commence à se séparer des pyramides antérieures. L'intervalle que ces deux cordons laissent entre eux est occupé par un amas de substance grise entrecoupée de fibres transversales, qui s'entre-croisent au raphé médian. Les cordons antérieurs, dissociés par les fibres transversales, se placent entre la portion sensitive et la substance grise du plancher du quatrième ventricule.

En s'élevant dans la protubérance, ces trois cordons subissent quelques modifications respectives.

La portion motrice des pyramides pénètre dans le bulbe sous la forme d'un gros faisceau fasciculé, à peu près arrondi, situé en arrière des fibres transversales des pédoncules cérébelleux moyens, de chaque côté du raphé médian. Plus haut, ces faisceaux, très faciles à distinguer et très nets sur une coupe faite au niveau de l'émergence du nerf trijumeau, plongent dans la masse même des fibres transversales cérébelleuses, et se rapprochent de plus en plus de l'écorce antérieure de la protubérance, au fur et à mesure qu'ils gagnent son bord supérieur (Pl. IV, 20; V).

La portion sensitive abandonne complètement la portion motrice des pyramides Elle se porte en dehors et en arrière, en dedans du faisceau formé par la grosse racine du trijumeau. Elle prend la forme d'un croissant à concavité interne dirigée vers l'extrémité postérieure du raphé.

Les cordons antérieurs se logent dans la concavité de la portion sensitive des pyramides, et s'appliquent contre la paroi du plancher du quatrième ventricule; à ce niveau, ils sont traversés et dissociés par les fibres des pédoncules cérébelleux supérieurs (Pl. IV, 25).

Les intervalles compris dans la protubérance entre ces divers faisceaux de fibres nerveuses longitudinales sont remplis par des agglomérats ou des traînées de substance grise, que sillonne, traverse, entrecoupe, émiette, un réseau abondant de grosses fibres transversales.

Ces trois cordons atteignent le bord supérieur de la protubérance; ils émergent au dehors pour constituer les *pédoncules cérébraux*. La portion motrice, considérablement augmentée de volume, s'infléchit en avant et en dehors; elle présente une forme cylindrique, légèrement spiroïde. Elle n'a plus l'aspect fasciculé qu'elle offre dans un plan plus inférieur (Pl. IV, 18).

La portion sensitive est devenue externe; elle tourne en dedans la concavité de son croissant. Elle est séparée de la portion motrice par la substance grise du locus niger. Le pédoncule cérébral semble ainsi partagé en deux moitiés blanches : l'une forme l'*étage inférieur* (*pes*, *crusta*); l'autre est appelée *étage supérieur* (*tegmentum*, calotte de Haube, coiffe de Gratiolet).

Le cordon antérieur occupe la concavité de la portion sensitive; il est en contact en arrière avec la substance grise de la partie supérieure du plancher du quatrième ventricule, et celle qui entoure l'aqueduc de Sylvius.

§ 3. *Distribution des fibres nerveuses spinales*. — Arrivé à l'extrémité supérieure des pédoncules cérébraux, chaque cordon de la moelle se dirige vers les éléments cellulaires qui lui sont propres.

Les cordons latéraux de la moelle, *portion motrice* des pyramides, se portent en avant et en dehors, par un mouvement de torsion spiroïde, pour gagner le sommet de la pyramide que forme le noyau lenticulaire; une partie pénètre dans cette masse grise et s'étale en éventail, sous l'aspect de filaments très déliés, à travers les noyaux jaunes jusqu'au putamen (Pl. V; XLIII). L'autre partie beaucoup plus abondante se dirige vers la face inférieure du noyau caudé et vers la tête du corps strié, qu'elle aborde

Les fibres nerveuses s'épanouissent ensuite en petits filaments serpentins qui s'effilent progressivement pour entrer en connexion avec les cellules nerveuses que renferme la substance grise de ces noyaux.

Les fibres les plus internes du pédoncule cérébral se détachent du faisceau principal, se groupent sous la forme d'un faisceau volumineux parfaitement distinct, possédant un trajet et un mode de distribution qui leur sont propres.

Ce faisceau *antéro-interne* pédonculaire est sous-jacent aux noyaux rouges de Stilling. Il occupe le plan le plus inférieur des pédoncules cérébraux et forme leur bord le plus interne. Il se dirige obliquement en avant et en haut, se courbe en dehors, passe sur le côté externe des piliers antérieurs du trigone, au-dessus des bandelettes optiques, au-dessous de la couche optique, se plie de nouveau totalement en dehors, et va se confondre avec les fibres des lames médullaires verticales du noyau lenticulaire. Il descend, par sa portion interne, entre les pédoncules cérébraux, côtoie la ligne médiane, gagne le côté opposé, s'entre-croise avec son congénère, continue son trajet dans la protubérance et paraît former dans le bulbe le prolongement des faisceaux de la moelle que M. Charcot (1) désigne sous le nom de *cordons de Türck*. Ce faisceau mettrait par conséquent directement en connexion le corps strié et le noyau lenticulaire avec les régions antérieures de la moelle épinière (Pl. XXVI, 9; XXX, 14; XLIV, 18).

Le faisceau antéro-interne pédonculaire constitue le plan le plus profond de la couche médullaire appelée *anse pédonculaire* par Gratiolet. Il est décrit sous le nom d'*anse du noyau lenticulaire* par Meynert qui le fait aboutir aux noyaux moteurs de la moelle allongée. Il irait par conséquent se confondre avec le faisceau que Meynert nomme faisceau longitudinal postérieur de la calotte, et se terminer alors aux cordons antéro-latéraux de la moelle.

La totalité de l'étage inférieur du pédoncule cérébral ne s'est pas épuisée dans le corps strié et le noyau lenticulaire. Un faisceau, situé vers la partie externe de cette portion du pédoncule, se porte entre les noyaux opto-striés, se dirige en avant, en haut et en dehors, atteint le centre médullaire et va aboutir aux régions latérales et postérieures du lobe frontal. Ce faisceau met en connexion immédiate la substance corticale de l'hémisphère et le pédoncule, sans traverser le corps strié. Il est appelé *faisceau direct moteur* du pédoncule (Pl. VII; XLIV).

(1) Charcot, *Leçons sur les maladies du système nerveux*.

Les cordons postérieurs de la moelle, *portion sensitive* des pyramides, se dirigent en haut vers la partie correspondante de la face inférieure de la couche optique, pénètrent à travers la substance grise de cette région et vont se distribuer aux cellules nerveuses des différents noyaux qu'elle renferme (Pl. XLII, 21). Un faisceau s'incline en dehors, se recourbe en arrière et en bas, et gagne les régions postérieures et inférieures du lobe occipital (Pl. XXVI, 5).

Les cordons antérieurs de la moelle se portent progressivement en arrière, atteignent la paroi du plancher du quatrième ventricule. A ce niveau, leur situation devient postéro-supérieure par rapport aux deux autres cordons du bulbe. Ils constituent alors le *faisceau longitudinal postérieur*.

Ce faisceau franchit la protubérance en suivant la paroi du plancher du quatrième ventricule, puis il longe le bord inférieur de la substance grise qui entoure l'aqueduc de Sylvius, pénètre dans les pédoncules cérébraux, où il rencontre les pédoncules cérébelleux supérieurs, qui le traversent et le dissocient. Il s'étale en une bandelette aplatie, curviligne, à convexité supérieure et interne, se porte en dehors et en bas, s'immerge dans la substance grise du ventricule moyen sous-jacente à la couche optique, et s'épanouit dans les cellules nerveuses de cette région.

Dans ce trajet ascendant, le faisceau longitudinal postérieur affecte des rapports intimes avec les noyaux radiculaires des nerfs moteur oculaire externe, pathétique et moteur oculaire commun.

Meynert et Huguenin le décrivent, comme la deuxième couche de l'anse pédonculaire, sous le nom de faisceau longitudinal postérieur de la calotte. Ils lui assignent pour lieu d'origine un amas de cellules qui forme l'étage moyen de la substantia innominata de Reil, situé au-dessous du noyau lenticulaire, et pour point de terminaison les cordons antéro-latéraux de la moelle. Ils le considèrent comme un faisceau moteur.

Le faisceau latéral du bulbe, *faisceau intermédiaire*, improprement désigné aussi sous le nom de *faisceau sous-olivaire*, chemine entre la corne postérieure et les débris de la corne antérieure qui le séparent de l'olive bulbaire correspondante ; il se continue en haut, sous le nom de *ruban de Reil*, se dirige en dedans sous les tubercules quadrijumeaux postérieurs, constitue, par son entre-croisement avec son congénère, la *commissure blanche postérieure*, et se perd dans la couche de substance grise qui tapisse le troisième ventricule (Pl. XXXVIII, 18, 25).

§ 4. *Distribution des fibres cérébelleuses.* — Un contingent de fibres *cérébelleuses*, possédant un mode de répartition indépendant, nettement isolé, se joint aux fibres spinales antérieures, ou portion motrice des pyramides, qui s'amortissent dans le noyau lenticulaire du corps strié.

Les pédoncules cérébelleux supérieurs se répandent après leur entre-croisement, ainsi qu'il a été dit plus haut, dans les noyaux rouges de Stilling, le locus niger et le corpus Luysii.

Les noyaux rouges de Stilling reçoivent par leur segment postérieur un faisceau de fibres afférentes fourni par les pédoncules cérébelleux supérieurs. Ces fibres pénètrent dans la substance grise des noyaux en petits filaments parallèles, qui conservent la direction verticale ascendante et antérieure du faisceau cérébelleux. Ils s'effilent, se perdent dans le réseau de cellules nerveuses que renferme sa masse grise et émergent sous la forme d'un *faisceau efférent* conoïde, ayant l'aspect ondulé d'une flamme. Ce faisceau se dirige en haut et en avant; il se sépare en deux fascicules, suivant chacun une direction particulière.

Un premier groupe de fibres, le plus considérable, se porte dans la tête du corps strié et s'éparpille dans sa substance. Un second groupe de fibres afférentes se recourbe en dehors, prend une direction oblique dans un plan plus inférieur, gagne les bords antérieurs du segment interne des noyaux jaunes et se distribue dans la substance grise du noyau lenticulaire (Pl. IV, 14, 15, 16; XXVI, 13, 15, 16; XL, 18, 19, 20).

Le corpus Luysii reçoit un fascicule de fibres cérébelleuses qui se détache du faisceau principal que les pédoncules cérébelleux supérieurs envoient aux noyaux rouges. Ce fascicule contourne le segment postéro-externe des noyaux rouges (Pl. XXVI), aborde la face postéro-interne du corpus Luysii, entre en connexion avec les cellules nerveuses contenues dans sa substance grise et en ressort par la face antéro-externe sous la forme de fibrilles efférentes irradiées, qui se mêlent aux fibres spinales antérieures, dont elles partagent la distribution.

Ce même faisceau principal cérébelleux envoie également un fascicule, dans un plan plus inférieur (Pl. XXVIII), aux cellules nerveuses qui constituent la substance grise de Sœmmering; les fibres efférentes, nées sur la face opposée, se dirigent en dehors et en avant, croisent la direction des fibres spinales antérieures et gagnent la substance grise des noyaux jaunes, dans laquelle ces fibres se distribuent.

Les pédoncules cérébelleux supérieurs établissent par conséquent une connexion intime entre les régions motrices des noyaux opto-striés du cerveau et le noyau central de la substance grise des lobes du cervelet.

Les faisceaux de fibres cérébelleuses moyennes se dissocient en atteignant les parois latérales de la protubérance. Une partie s'étale sous forme de courbes superfi-cielles à la périphérie de la protubérance, s'entre-croise en avant au sillon médian ; l'autr partie s'insinue à travers les fibres ascendantes, s'entre-croise au raphé médian avec les fibres congénères du côté opposé et disparaît dans la substance grise qui occup les interstices. Ces fibres constituent un lien immédiat entre la substance grise de la protubérance et les cellules nerveuses du corps rhomboïdal (Pl. VI, 19; XXXI)

Les pédoncules cérébelleux inférieurs se séparent, dès leur sortie du cervelet, e une grosse portion externe, le corps restiforme, qui unit les cellules nerveuses d l'olive bulbaire aux cellules du corps rhomboïdal, et en une portion interne, le cordons de Goll (funiculus cuneatus et gracilis), qui relient les cellules nerveuse des régions postérieures de la moelle avec le cervelet (Pl. XXXVI, 15).

Le cervelet se trouve ainsi relié par ces trois pédoncules avec le cerveau, l moelle allongée et la moelle épinière.

En traversant la protubérance, les fibres spinales antérieures se sont accolé des fibr nerveuses de nouvelle formation, qui ont augmenté considérablement le volume de leu faisceau. Ces fibres nouvelles ont pris naissance dans les cellules nerveuses que renferme l substance grise de la protubérance ; elles représentent les fibres efférentes de ce volum neux noyau de la moelle allongée, qui établissent un rapport entre les éléments nerveu du corps strié et la substance grise de la protubérance, déjà d'autre part en connexion av les éléments nerveux du cervelet et avec les éléments nerveux de la moelle épinièr

Ce gros amas de substance grise donne au névraxe une forme protubéranciel caractéristique ; il constitue un centre d'un ordre spécial d'innervation, de diffusio ou de transmission réflexe de l'influx nerveux, possédant une activité propre, comm les centres nerveux du cerveau. Les colonnes de substance grise qui contiennent l lieu d'origine des nerfs crâniens, les centres réflexes du bulbe (1), ainsi que l formations cellulaires accessoires répandues sur le parcours des faisceaux de fibr nerveuses, indiquent que la portion encéphalique du névraxe possède des attributio particulières, différentes de celles de la moelle épinière, et qu'elle joue dans les fon tions de l'encéphale un rôle actif, connexe à celui du cerveau et du cervelet ; ma ces fonctions sont solidaires les unes des autres, ainsi que le démontrent les lésio pathologiques localisées dans l'un de ces trois segments, qui constituent par le ensemble cet appareil si complexe nommé l'encéphale.

(1) Vulpian, *Leçons de physiologie générale comparée du système nerveux.*

MICROPHOTOGRAPHIE

Ces figures sont la reproduction de clichés photographiques obtenus en projetant sur un écran des coupes de 1/60e de millimètre d'épaisseur.

LÉGENDE EXPLICATIVE

Planche A.

Fig. I. — *Substance grise corticale du cerveau* (*circonvolution frontale ascendante*).

a. Zone superficielle ou couche de cellules pyramidales de 25 μ à 40 μ de grandeur, régulièrement stratifiées.

b. Zone profonde ou couche de cellules fusiformes de 30 μ de diamètre (cellules volumineuses de la volition).

c. Névroglie, vaisseaux capillaires et myélocytes.

Fig. II. — *Substance grise corticale du cerveau* (*circonvolution du lobule occipital interne*).

a. Liséré blanc ou ruban de Vicq-d'Azyr, compris entre la zone superficielle et la zone profonde. Ces couches de substance grise sont formées de *cellules arrondies*, disséminées dans la névroglie.

b. Vaisseaux capillaires nombreux dans cette région.

c. Faisceau médullaire central de la circonvolution.

Fig. III. — *Cellules géantes ou gigantesques isolées* (*lobule paracentral*).

a. Corps fibrillaire de la cellule de 40 μ à 80 μ; sa base donne naissance à des prolongements ramifiés.

b. Gros noyau pourvu d'un nucléole.

c. Amas de névroglie dissociée.

d. Prolongement caudal unique.

e. Prolongement bifide.

Fig. IV. — *Formation du chiasma des fibres optiques.*

a. Fibres latérales, *directes*, se portant d'une bandelette optique dans le nerf optique du côté homologue.

b. Fibres médianes, *entre-croisées*, passant d'une bandelette optique dans le nerf optique du côté opposé.

c. Fibres internes, *commissurantes*, unissant les deux bandelettes optiques.

d. Substance grise du tuber cinereum.

Planche B.

Fig. I. — *Tubercule mamillaire.*

a. Pilier antérieur du trigone.

b. Faisceau de Vicq-d'Azyr.

c. Substance grise du tubercule, renfermant des cellules fusiformes.

d. Substance grise du plancher du ventricule moyen.

Fig. II. — *Mode d'émergence des fibres efférentes du tubercule.*

a. Faisceau des fibres afférentes (pilier antérieur du trigone).

b. Faisceau des fibres efférentes (faisceau de Vicq-d'Azyr).

c. Substance grise du tubercule mamillaire.

d. Substance grise du plancher du ventricule moyen.

Fig. III. — *Mode d'immersion des fibres afférentes au tubercule.*

a. Faisceau de fibres afférentes (pilier antérieur du trigone).

b. Substance grise du tubercule mamillaire.

Fig. IV. — *Substance grise corticale du cervelet.*

a. Zone profonde ou couche granuleuse.

b. Substance médullaire centrale axile de la circonvolution cérébelleuse.

c. Disposition des cellules de Purkinje autour de la limite supérieure de la couche granuleuse.

d. Zone superficielle ou couche rouillée, renfermant des cellules triangulaires de 6 μ à 10 μ.

Fig. V. — *Cellule de Purkinje.*

a. Gros noyau nucléolé.

b. Prolongement caudal ramifié dichotomiquement.

c. Corps fibrillaire piriforme de la cellule, de 30 μ à 70 μ de diamètre.

d. Prolongements très fins partant du pourtour de la base du corps de la cellule, adhérents à un amas de substance granuleuse, formée par de petites cellules rondes de 6 μ à 9 μ de diamètre.

Planche C.

Fig. I. — *Substance grise centrale de la moelle épinière (région dorsale).*

a. Corne postérieure.

b. Canal central de la moelle.

c. Substance médullaire.

d. Racines antérieures des nerfs moteurs, émergeant de la corne antérieure.

Fig. II. — *Corne antérieure de la moelle épinière (agrandissement de la figure précédente).*

a. Groupes de cellules multipolaires.

b. Trame de la substance grise centrale de la moelle épinière.

c. Racines antérieures des nerfs moteurs émergeant de la corne antérieure.

d. Section transversale des fibres nerveuses longitudinales de la substance médullaire, groupées en faisceaux par les cloisonnements que forment les prolongements issus des méninges spinales.

Fig. III. — *Cellules multipolaires isolées de la substance grise de la corne antérieure.* Ces cellules présentent des aspects variés. Leur corps, de 80 μ à 120 de diamètre, est fibrillaire, pourvu d'un noyau et d'un nucléole ; il émet de nombreux prolongements ramifiés qui lui donnent l'apparence d'une araignée.

Fig. IV. — *Répartition de la substance grise du névraxe dans le bulbe (coupe faite immédiatement au-dessus du collet du bulbe).*

a. Canal central du bulbe.

b. Noyau des pyramides postérieures.

c. Noyau des corps restiformes.

d. Racine du nerf grand hypoglosse.

e. Corne postérieure, séparée de sa base et déjetée latéralement.

f. Faisceau latéral du bulbe.

g. Corne antérieure séparée de sa base.

h. Portion motrice des pyramides offrant un aspect fasciculé.

i. Sillon médian antérieur.

j. Raphé médian.

k. Cordon antérieur de la moelle; formation de la portion sensitiv des pyramides; apparition du grand noyau pyramidal de Stilling

l. Entre-croisement des cordons latéraux.

m. Formation réticulée de Deiters, due au passage des cordons posté rieurs à travers la substance grise des cornes antérieures.

Planche D.

FIG. I. — *Répartition de la substance grise du névraxe dans le bulbe (coupe au niveau de la région inférieure des olives bulbaires).*

a. Canal central du bulbe.

b. Noyau des pyramides postérieures.

c. Racines du nerf grand hypoglosse.

d. Noyau des corps restiformes.

e. Tête de la corne antérieure.

f. Portion motrice des pyramides.

g. Raphé médian formé par l'entre-croisement des cordons postérieurs

h. Sillon médian antérieur.

i. Portion sensitive des pyramides.

j. Grand noyau pyramidal de Stilling; sur les côtés apparaît la substance grise de l'olive bulbaire.

k. Substance gélatineuse de la corne postérieure.

FIG. II. — *Répartition de la substance grise du névraxe dans le bulbe (coupe au niveau de la région moyenne de l'olive bulbaire).*

a. Canal central du bulbe.

b. Noyau des pyramides postérieures.

c. Noyau des corps restiformes.

d. Substance gélatineuse de la corne postérieure.

e. Vestiges de la tête de la corne antérieure.

f. Olive bulbaire.

g. Grand noyau pyramidal de Stilling.

h. Portion sensitive des pyramides.

i. Noyau gris qui sépare les deux portions sensitives et se prolonge entre les portions motrices.

j. Portion motrice des pyramides.

k. Racine du grand hypoglosse.

l. Raphé médian.

m. Noyau sensitif et fibres radiculaires du grand hypoglosse (noyau classique).

n. Apparition du noyau du pneumogastrique.

FIG. III. — *Répartition de la substance grise du névraxe dans le bulbe (coupe au niveau de la région supérieure de l'olive bulbaire).*

a. Raphé médian.

b. Noyau sensitif du grand hypoglosse (noyau classique).

c. Noyau sensitif du glosso-pharyngien divisé en deux portions ; l'une donne naissance aux fibres radiculaires.

d. Faisceau nerveux.

e. Substance grise appartenant à l'acoustique.

f. Corps restiformes.

g. Racines du glosso-pharyngien.

h. Racine bulbaire du trijumeau.

i. Racines du grand hypoglosse.

j. Olive bulbaire.

k. Portion motrice des pyramides.

l. Noyau gris qui sépare les portions sensitives, s'interpose entre la portion sensitive et la portion motrice.

m. Portion sensitive des pyramides.

n. Grand noyau pyramidal de Stilling.

o. Cordons antérieurs, placés de chaque côté du raphé et en arrière la portion sensitive.

p. Fossette latérale du bulbe, par laquelle émergent les racines des ne acoustiques.

q. Noyau moteur du grand hypoglosse (noyau accessoire de Mathi Duval.

r. Noyau moteur du glosso-pharyngien.

s. Fibres arciformes.

t. Substance grise du plancher du quatrième ventricule.

FIG. IV. — *Substance grise de l'olive bulbaire.*

a. Fibres efférentes de la face interne de la substance grise de l'oliv

b. Fibres afférentes à la face externe de la substance grise de l'oliv désignées sous le nom de fibres arciformes du bulbe.

c. Substance grise de l'olive bulbaire, contenant un grand nombre cellules multipolaires, de 18 μ à 30 μ de diamètre, disséminées da sa trame.

DESCRIPTION ICONOGRAPHIQUE

DE

L'ENCÉPHALE

I. — *Coupe verticale antéro-postérieure, faite suivant l'axe médian.*

1. — La section du cuir chevelu et des parois du crâne montre la superposition des plans : la peau, le tissu cellulaire graisseux sous-cutané, le muscle occipito-frontal, l'aponévrose épicrânienne, le tissu cellulaire lamelleux, le crâne et les méninges.

La peau de la région occipito-frontale, ou cuir chevelu, est très dense et très résistante sous le bistouri. Elle est recouverte de cheveux obliquement implantés suivant une direction du centre vers la périphérie. Sa face profonde adhère au muscle occipito-frontal et à l'aponévrose épicrânienne par des travées de tissu fibreux remplies de pelotons jaunâtres de graisse, présentant à la coupe une disposition aréolaire.

Le muscle occipito-frontal est formé par deux faisceaux musculaires réunis par la portion antéro-postérieure de l'aponévrose épicrânienne, ce qui lui donne l'aspect d'un muscle digastrique. Le muscle frontal s'insère en bas aux os propres du nez et à la peau des sourcils ; en haut, les fibres s'attachent au bord antérieur de l'aponévrose épicrânienne. Le muscle occipital se fixe en bas aux deux tiers externes de la ligne courbe occipitale supérieure ; en haut, les fibres s'attachent au bord postérieur de l'aponévrose épicrânienne. Les fibres de ces deux muscles se dirigent d'avant en arrière ; dans leurs contractions, elles plissent la peau du front ou de la nuque et donnent chez quelques personnes un mouvement de glissement d'avant en arrière à tout le cuir chevelu qui se déplace comme une perruque. Ce mouvement de totalité est facilité par la présence du tissu cellulaire lamelleux, très lâche, interposé au-dessous de l'aponévrose.

La section des parois du crâne comprend, en avant : les os de la face et le frontal ; en haut, le pariétal ; en arrière, l'occipital. Ces parois osseuses sont formées de deux lames de substance compacte, séparées par une substance spongieuse nommée *diploé*. La lame externe ou *table externe* est d'une structure plus élastique que la *table interne* dont la texture serrée et polie lui a valu le nom de *lame vitrée*. La substance spongieuse est composée par de petites lamelles osseuses interceptant des espaces aréolaires dans lesquels circule du sang veineux. Ces aréoles sont traversées par de petits conduits, décrits par Dupuytren, dans sa thèse inaugurale, sous le nom de *canaux veineux* (canaux de Breschet), qui communiquent avec les sinus intra-crâniens et les veines extérieures. Sur certains points des os du crâne, cette substance spongieuse est résorbée et donne lieu ainsi à des cavités appelées *sinus* (sinus frontal) ou à de petites cavités aréolaires communiquant entre elles, qu'on désigne sous le nom de cellules (cellules mastoïdiennes).

2. — La faux du cerveau est formée par une membrane fibreuse tendue verticalement d'avant en arrière entre les deux hémisphères du cerveau. Le bord supérieur convexe est en contact sur la ligne médiane avec la surface concave de la lame vitrée des parois du crâne, depuis le trou borgne jusqu'à la protubérance occipitale interne. Un dédoublement de ce bord supérieur contient le *sinus longitudinal supérieur* qui suit la direction de la suture sagittale. Le bord inférieur est libre entre les deux hémisphères cérébraux au-dessus du corps calleux et loge le *sinus longitudinal inférieur* qui va s'ouvrir dans le sinus droit au niveau de l'embouchure de la veine de Galien, au-dessous du bourrelet du corps calleux.

Le sommet de la faux s'insère en avant à l'apophyse crista galli; la base, obliquement dirigée d'avant en arrière et de haut en bas, s'attache sur la partie moyenne de la tente du cervelet. Elle renferme dans un dédoublement de ses deux feuillets le sinus droit qui aboutit en arrière vers la protubérance occipitale au *pressoir d'Hérophile*, confluent des sinus latéraux et du sinus longitudinal supérieur; la faux du cerveau contient par conséquent trois sinus. Ses deux faces latérales sont lisses, planes et en rapport avec la face interne de chaque hémisphère cérébral; la base est en continuité en arrière et en bas avec une lame fibreuse, verticale dans le plan médian, la *faux du cervelet*, située entre les deux lobes du cervelet.

3. — La cloison médiane des fosses nasales est recouverte de sa membrane muqueuse (membrane pituitaire ou de Schneider); elle est sillonnée d'un très riche réseau de vaisseaux et de filets nerveux. Le squelette de cette cloison est formé en arrière par le vomer qui s'étend de la paroi antérieure du sinus sphénoïdal à l'os palatin; en avant, par la lame perpendiculaire de l'ethmoïde et le cartilage médian des fosses nasales. Cette cloison n'est pas toujours perpendiculaire; souvent elle est déjetée sur le côté gauche et fait saillie dans la narine de ce côté.

L'ouverture postérieure des fosses nasales est quadrilatère et dirigée obliquement en bas; elle est formée par les apophyses ptérygoïdes placées de chaque côté du vomer, et en bas, par l'os palatin. Ce contour osseux présente un plan résistant très utile pour le tamponnement des fosses nasales.

4. — Voûte du palais ou plancher des fosses nasales, constituée par les os maxil-

laires supérieurs en avant, et par les palatins en arrière. Sa longueur est d'environ 6 centimètres et se termine par le voile du palais (muscle palato-staphylin) dans la cavité des arrière-narines.

5. — Orifice pharyngien de la trompe d'Eustache dans la cavité des arrière-narines. Cette cavité est formée postérieurement par l'apophyse basilaire en continuité avec les vertèbres cervicales; latéralement, par les apophyses ptérygoïdes, le cartilage de la trompe d'Eustache et les attaches supérieures du muscle constricteur supérieur du pharynx; en avant par le voile du palais.

L'orifice cartilagineux de la trompe d'Eustache, qui en occupe la paroi latérale, est situé à 7 centimètres de l'ouverture antérieure des fosses nasales, au niveau du bord supérieur du cornet inférieur; il est ovale, très évasé, de 5 millimètres de diamètre, dirigé en bas, en dedans et en avant. Cet orifice est l'ouverture inférieure du conduit fibro-cartilagineux qui fait suite au canal osseux s'ouvrant dans la caisse du tympan et dont l'ensemble, d'une longueur totale de 35 millimètres, constitue la trompe d'Eustache.

6. — Section verticale du sinus sphénoïdal et de la portion quadrangulaire de l'os occipital, située en avant du trou occipital, appelée corps de l'os, ou *apophyse basilaire.* Cette apophyse s'articule en haut avec le sphénoïde, auquel elle se soude plus tard intimement. Sa face interne, lisse, présente un plan incliné, la *gouttière basilaire;* sa face inférieure est rugueuse et porte un tubercule médian, *tubercule pharyngien* qui proémine sur la paroi postérieure du pharynx.

Le sphénoïde continue la partie antérieure de l'apophyse basilaire de l'occipital; son corps renferme deux cavités, *sinus sphénoïdaux,* séparées par une cloison médiane verticale, communiquant avec la cavité des fosses nasales. La face supérieure offre une excavation profonde, la *selle turcique*, qui loge la *glande* ou *corps pituitaire.*

7. — Coupe de l'axe antérieur de l'Atlas. On aperçoit, au-dessous, la section du corps de l'Axis.

8. — Apophyse épineuse de la première vertèbre cervicale.

9. — Section longitudinale des muscles de la nuque.

10. — Ligament cervical postérieur.

11. — Protubérance occipitale externe.

12. — Face interne de l'hémisphère gauche, plane, verticale, isolée en partie de la face interne de l'hémisphère droit par la faux du cerveau. L'apophyse crista galli et l'éminence médiane de la lame criblée de l'ethmoïde les sépare en avant; le corps du sphénoïde supporte la glande pituitaire, le chiasma des nerfs optiques (17), le tuber cinereum, les tubercules mamillaires. La gouttière basilaire reçoit sur son plan incliné les pédoncules cérébraux (14), la protubérance annulaire et le bulbe rachidien (15). Ces deux faces sont unies entre elles par un gros faisceau aplati de fibres blanches, nommé *corps calleux* (13), de 6 à 8 millimètres d'épaisseur et de 7 centimètres environ de longueur. Une artère contourne cette grande commissure et distribue ses ramifications aux circonvolutions qui occupent la presque totalité de l'étendue de ces faces internes.

Chacun des hémisphères repose en avant sur la voûte orbitaire; leur région moyenne est logée dans la fosse zygomato-maxillaire; la région postérieure appuie sur la *tente du cervelet*, tendue horizontalement de la gouttière latérale de l'occipital aux bords supérieurs des rochers des os temporaux; elle loge dans son dédoublement les *sinus latéraux* et *pétreux supérieurs*, en avant elle entoure la protubérance annulaire et forme avec la gouttière basilaire le *trou ovale de Pacchioni*.

Les parties latérales de chaque hémisphère sont convexes et recouvertes par le frontal en avant, les pariétaux et les temporaux latéralement, par les fosses occipitales supérieures en arrière.

16. — Coupe du lobe médian du cervelet. Les lobes latéraux du cervelet occupent la cavité des fosses occipitales inférieures; ils sont recouverts par la tente du cervelet qui les sépare de la face inférieure des lobes postérieurs du cerveau. Le cervelet comprend tout l'espace qui s'étend d'une apophyse mastoïde à celle du côté opposé; il est en rapport en avant avec la protubérance annulaire et le bulbe rachidien (15).

II. — *Moitié latérale gauche de l'Encéphale enlevée de la cavité crânienne.*

1. — Circonvolution *frontale interne* de l'hémisphère gauche. Elle est isolée de la circonvolution du corps calleux ou *crêtée* par un sillon à bords irréguliers, la *scissure festonnée*, qui marque en haut la limite postérieure du lobule *frontal interne* ou *paracentral*, formé par deux circonvolutions séparées par un petit sillon médian horizontal. En arrière est le lobule *pariétal interne* (præcuneus, lobule quadrilatère), relié au précédent par des plis de passage et limité en arrière par un sillon profond, formé par la *scissure perpendiculaire interne*, qui reçoit à angle aigu vers son extrémité inférieure la scissure des *hippocampes*. Ces deux scissures interceptent entre elles un lobule de forme triangulaire, appelé lobule *occipital interne* ou *cuneus* (1).

2. — Section perpendiculaire des fibres commissurantes des hémisphères cérébraux, formant par leur groupement le *corps calleux*. L'extrémité antérieure incurvée en bas est appelée le *genou*, elle se termine par un crochet nommé *bec du corps calleux*. Un petit faisceau blanc, désigné sous le nom de *pédoncule du corps calleux*, se dirige du bec vers le chiasma (7) et ensuite en dehors. La partie postérieure du corps calleux, épaisse et arrondie, forme le *splenium* ou *bourrelet*, qui constitue la lèvre supérieure de la *grande fente cérébrale* de Bichat.

3. — La *cloison transparente* ou *septum lucidum* est formée par deux lames de substance grisâtre juxtaposées verticalement dans la boucle que décrit le genou du corps calleux. Le bord supérieur de la cloison adhère à la face inférieure des fibres commissurantes ; le bord inférieur se fixe sur une bandelette de fibres blanches, le *trigone cérébral*. Ces deux lames laissent entre elles un petit espace appelé *ventricule de la cloison* (voir Pl. LIII).

4. — La *couche optique, thalamus opticus*, a la forme d'un ovoïde dirigé d'avant en arrière. Sa face supérieure, blanche et convexe, est recouverte par les bandelettes géminées ou trigone, la toile choroïdienne et les plexus choroïdes. Elle présente en avant une saillie mamelonnée, le *corpus album subrotundum* ou *tubercule antérieur*, et en arrière une éminence moins saillante que la première, nommée *tubercule postérieur*.

(1) Voir E. Gavoy, *Anatomie topographique du Cerveau et des Localisations cérébrales*. Paris, 1882.

La face interne est grisâtre et traversée par un filament blanc, le *pédoncule supérieur* de la glande pinéale ou habenæ.

Vers le tiers antérieur de la face interne, on aperçoit une éminence grise, c'est le vestige de la *commissure grise antérieure* qu'on a sectionné en séparant les deux hémisphères. Entre la couche optique et le pilier antérieur du trigone, existe un petit espace, un trou, connu de Galien et de Vésale, désigné sous le nom de *trou de Monro* (5), qui le premier en a fait la description.

La face interne de la couche optique se continue en bas et en avant avec un amas de substance grise, appelé *tuber cinereum*, en rapport avec le *chiasma* des nerfs optiques (7) et les *tubercules mamillaires* (8). Un petit prolongement conique part du tuber cinereum, la *tige pituitaire*, qui supporte la *glande pituitaire* ou *hypophyse*.

En arrière, la substance grise, qui tapisse la face interne de la couche optique, se continue avec les *tubercules quadrijumeaux* (11) et avec les parois d'un canal qu'ils recouvrent, désigné sous le nom d'*aqueduc de Sylvius* (10) ; l'orifice de ce canal s'appelle *anus*.

Lorsque les deux hémisphères sont réunis l'un à l'autre, les deux faces internes des couches optiques interceptent entre elles un espace libre, nommé *ventricule moyen* ou *troisième ventricule*. Cet espace a l'aspect d'un cône, aplati d'avant en arrière, dont le sommet est à la tige pituitaire. Il est fermé à la partie postérieure par la *commissure blanche postérieure*, petit faisceau de fibres blanches disposé transversalement, et par la *glande pinéale* ou *conarium* (12) que recouvre la *toile choroïdienne* (13). La partie antérieure est close par la *commissure blanche antérieure* (6) et les piliers antérieurs du trigone.

9. — Section médiane des *pédoncules cérébraux*, au point où ils se séparent à angle aigu pour se diriger en dehors et en avant. Ces pédoncules sont formés par deux gros faisceaux de fibres blanches émergeant de la protubérance ; ils interceptent entre eux un espace angulaire de substance grise, appelé *espace interpédonculaire*, *espace perforé* de Vicq-d'Azyr. De leur face antérieure émergent les troncs des *nerfs moteurs oculaires communs*.

15. — Section du lobe médian du cervelet mettant en évidence la disposition arborescente des prolongements de substance blanche dans l'intérieur de la substance grise corticale ; disposition qu'on désigne sous le nom d'*arbre de vie*. Une lamelle de substance blanche gagne le bord inférieur des tubercules quadrijumeaux, c'est la *valvule*

de Vieussens (14). Elle recouvre la partie supérieure d'une cavité comprise entre le cervelet, le bulbe et la protubérance. Cette cavité, appelée *quatrième ventricule*, communique par l'aqueduc de Sylvius avec le ventricule moyen et, en bas, avec le canal central de la moelle épinière.

16. — Coupe de la *protubérance annulaire* ou *pont de Varole* montrant, au milieu d'un amas de substance grise, les fibres transversales blanches appartenant aux pédoncules cérébelleux moyens et les fibres verticales blanches issues du bulbe rachidien.

17. — Section du *bulbe rachidien* présentant les fibres arciformes du raphé médian, la substance grise centrale du bulbe (18) et un faisceau blanc à la région postérieure, les *pyramides postérieures* (19).

a. — L'artère cérébrale antérieure, branche de la carotide interne, irrigue la face inférieure du lobe frontal et une grande partie de la face interne de l'hémisphère. Elle fournit trois branches : la première se répand sur les deux circonvolutions frontales inférieures ; la deuxième se porte à la première circonvolution frontale, à l'extrémité de la circonvolution frontale ascendante, au corps calleux, à la circonvolution crêtée, et au lobule paracentral ; la troisième se distribue au lobule quadrilatère (præcuneus).

b. — L'artère vertébrale constitue, avec sa congénère du côté opposé, l'artère basilaire (*c*) qui se divise, au niveau du bord supérieur de la protubérance, en deux branches : les artères cérébrales postérieures.

d. — Branche de l'artère cérébrale postérieure. — L'artère cérébrale postérieure se partage en trois artères : la première se rend à la circonvolution du crochet, la deuxième à la partie inférieure du lobe sphénoïdal, la troisième (*d*) au lobule occipital interne (cuneus) et au lobulus extremus de Ecker.

III. — *Coupe verticale antéro-postérieure, faite sur l'Encéphale précédent à un millimètre en dehors du plan médian.*

(Cette série de coupes est faite sur un même cerveau frais, du plan médian antéro-postérieur vers la région externe de l'hémisphère.)

La substance grise corticale des circonvolutions de la face interne de l'hémisphère gauche est enlevée ; cette section, en mettant à découvert la substance médullaire des circonvolutions, rend plus apparentes leur forme et leurs limites. En bas et en avant, on aperçoit les fibres longitudinales qui constituent le *gyrus rectus ;* au-dessus, sont les fibres blanches de la circonvolution frontale interne, aboutissant au lobule paracentral, lieu d'amortissement des deux circonvolutions ascendantes de la face externe de l'hémisphère. La circonvolution du corps calleux montre les diverses saillies qui lui ont valu le nom de circonvolution crêtée ; son étendue, du bec du corps calleux au bourrelet, apparaît nettement; elle est bordée inférieurement par une couche de substance corticale, séparée en haut des circonvolutions précédentes par la scissure festonnée et surmontée du lobule quadrilatère que limite la scissure perpendiculaire interne. A la région postérieure est le lobule triangulaire ou cunéiforme, circonscrit par la scissure des hippocampes, qui le sépare du lobulus extremus de Ecker et du lobulus lingualis.

La section du corps calleux se présente sous un aspect foliacé, lamellaire, dû à la dissociation des faisceaux des fibres commissurantes. A la région postérieure, ces fibres sont unies avec la bandelette qui forme les piliers postérieurs du trigone. En avant, le pilier antérieur passe derrière la commissure blanche (6, Pl. II), gagne le tubercule mamillaire correspondant, autour duquel il s'enroule et s'épanouit dans les cellules nerveuses qui forment la substance grise de ce petit noyau, d'où elles émergent ensuite en formant le faisceau de Vicq-d'Azyr (13, Pl. IV).

En avant du tubercule mamillaire, apparaît le dernier vestige de la tige pituitaire et la coupe de la bandelette optique (8, Pl. IV), qui semble sortir de la substance grise du tuber cinereum.

La section antéro-postérieure a enlevé la substance grisâtre de la couche optique qui forme la paroi du ventricule moyen. Elle montre la disposition intérieure des deux saillies signalées sur la face supérieure de la couche optique, le corpus album subrotundum et le tubercule postérieur, qui se présentent sous l'aspect de deux noyaux de ubstance grise ; le premier prend le nom de *centre antérieur* et reçoit le faisceau de 'icq-d'Azyr, le deuxième est appelé *centre postérieur*.

Au-dessous et en arrière du centre postérieur est la glande pinéale et la substance rise des tubercules quadrijumeaux ; entre les tubercules mamillaires et les tubercules uadrijumeaux apparaît le noyau rouge de Stilling, en rapport avec un faisceau de bres blanches, formé par les pédoncules cérébelleux supérieurs après leur entre-croiseient sur la ligne médiane. En avant et en bas est la substance grise du locus niger, ui recouvre une couche de substance blanche, formant l'écorce du pédoncule cérébral *es, crusta*) ou l'*étage inférieur*, par opposition à la région située en arrière du locus iger, qui est appelée *étage supérieur* (*tegmentum*). La protubérance annulaire a la orme d'un noyau ovoïde de substance grise, traversé horizontalement et verticalement ar de petits faisceaux de fibres blanches ; elle est séparée de la cavité du quatrième entricule par un groupe de faisceaux de fibres blanches, qui s'étend du bulbe rachidien u pédoncule cérébral, dont il constitue l'étage supérieur.

La section du cervelet représente, au lieu qu'occupait la valvule de Vieussens 14, Pl. II), la coupe du bord interne du pédoncule cérébelleux supérieur.

Au-dessous du lobule orbitaire apparaît, en avant de la protubérance, la section du ord antérieur et interne du lobe sphénoïdal, comprenant la circonvolution de l'hippoampe et, au-dessous, la première circonvolution occipito-temporale, le *gyrus fusiformis*.

IV. — *Coupe verticale antéro-postérieure passant par le bord externe des tubercules mamillaires.*

1. — Substance grise corticale des circonvolutions, circonscrivant de toute part les fibres blanches médullaires. Aux lobulus cunéiforme, extremus de Ecker et lingualis, cette substance grise est parcourue par un petit liséré blanc nommé *ruban* de Vicq-d'Azyr. Les scissures délimitent parfaitement les diverses régions de la face interne de l'hémisphère décrites dans la planche précédente.

2. — Section du cervelet. Les fibres médullaires prennent chacune une direction propre qui les sépare en trois faisceaux distincts, désignés sous le nom de *pédoncule cérébelleux supérieur*, *pédoncule cérébelleux moyen*, *pédoncule cérébelleux inférieur*.

3. — Section de l'extrémité arrondie du lobe sphénoïdal. En dedans est la circonvolution de l'hippocampe; en bas la première circonvolution occipito-temporale, séparée en avant de la deuxième circonvolution temporale par la première scissure temporo-occipitale.

4. — Ensemble des fibres commissurantes constituant le corps calleux; une gouttière profonde sépare le corps calleux de la couche de substance corticale qui borde inférieurement la circonvolution crêtée. Sabatier a désigné ce sillon sous le nom de *ventricule du corps calleux*; Vésale l'appelle *sinus corporis callosi*. Au-dessous du corps calleux apparaît la cavité des *ventricules latéraux* et la coupe du pilier postérieur du trigone.

5. — Substance grise du noyau intraventriculaire du corps strié, formant, avec la face supérieure de la couche optique, le plancher des ventricules latéraux. Sur ce noyau apparaît la section de la commissure blanche antérieure (6) et le mode de pénétration du faisceau (7) des fibres convergentes des régions inférieures et internes du cerveau. Au-dessous est la coupe longitudinale de la bandelette optique (8).

9. — Section du centre antérieur de la couche optique suivant son grand diamètre antéro-postérieur. Il reçoit le faisceau de Vicq-d'Azyr (13), dont l'extrémité inférieure est enlevée. En arrière apparaît un noyau à peu près arrondi, c'est le centre moyen (10) en rapport avec le centre postérieur (11) et le centre médian (12).

14. — Noyau rouge de Stilling; il émet en avant un faisceau de fibres *efférentes* (15) et reçoit un groupe de fibres *afférentes* (16) qui émane des pédoncules cérébelleux supérieurs. En avant du noyau rouge existe un petit noyau ovoïde décrit par M. Luys sous le nom de bandelette accessoire, c'est le *corpus Luysii* (17).

18. — Fibres spinales à leur sortie de la protubérance, formant le plan inférieur des pédoncules cérébraux, recouvertes par la substance grise du locus niger de Sœmmering (19).

20. — Substance grise de la protubérance, sillonnée par les fibres transversales des pédoncules cérébelleux moyens et par les fibres verticales (22) venant de la région supérieure et antérieure du bulbe rachidien. En arrière apparaissent les fibres radiculaires des nerfs moteurs oculaires externes (21).

23. — Substance grise de l'*olive bulbaire* en rapport avec les fibres spinales postérieures (25). La face postérieure du bulbe est formée par la section des pyramides postérieures (24). En avant est la substance grise centrale qui se continue avec la substance grise du plancher du quatrième ventricule (26).

27. — Substance grise des tubercules quadrijumeaux. En avant apparaît un faisceau de fibres blanches (28) appartenant aux fibres spinales postérieures ; plus loin est un petit fascicule blanc (29), faisant partie de la commissure blanche postérieure.

V. — *Encéphale dont on a détaché la coupe précédente par une section antéro-postérieure de un millimètre d'épaisseur, faite en dehors du plan médian.*

La section porte encore dans l'épaisseur des circonvolutions de la face interne; elle met à découvert dans le cerveau la disposition de la substance grise corticale, des fibres de la substance médullaire, et le faisceau longitudinal supérieur qui circonscrit la surface périphérique du corps calleux; elle montre en outre les sillons qui forment les limites des diverses régions. La première circonvolution temporo-occipitale, lobulus fusiformis, et la deuxième circonvolution temporo-occipitale, lobulus lingualis, acquièrent à la région occipitale un plus grand développement; leur extrémité antérieure fait partie de la section de la portion arrondie du lobe sphénoïdal.

Le corps calleux, séparé de la circonvolution crêtée par le sinus corporis callosi, s'étend comme une voûte au-dessus de la cavité des ventricules latéraux, en embrassant dans sa concavité les noyaux opto-striés.

La section a détaché la portion du noyau intraventriculaire du corps strié; on aperçoit la queue de ce noyau se diriger en arrière, en enlaçant la région supérieure et externe de la couche optique. Dans le sillon intermédiaire est la coupe de la veine du corps strié. La bandelette optique (8, Pl. IV) est réduite à un étroit faisceau blanc la coupe de la commissure blanche antérieure (6, Pl. IV) conserve ses mêmes dimensions. Les fibres spinales antérieures (10, Pl. IV) se réfléchissent sur son bord supérieur et s'épanouissent dans l'intérieur de la substance grise du noyau intraventriculaire en filaments blancs dont l'extrémité devient de plus en plus fine. Ce faisceau reçoit le contingent des fibres efférentes du noyau rouge de Stilling et celui du corpus Luysii. La couche optique reçoit également l'épanouissement des fibres blanches d'une autre source qui vont s'atténuer dans la substance grise de ces noyaux.

La protubérance annulaire conserve sa forme en noyau. Sa substance grise est traversée verticalement par les fibres spinales antérieures; elle est contournée en arrière par les fibres spinales postérieures, qui sont séparées, dans le pédoncule cérébral, des fibres spinales antérieures par la substance grise du locus niger. Dans le bulbe la substance grise de l'olive s'interpose également entre ces deux ordres de fibres.

La substance grise centrale du bulbe se continue nettement à ce niveau avec la substance grise du plancher du quatrième ventricule et celle qui entoure l'aqueduc de Sylvius.

La section du cervelet montre, à l'intérieur de la substance médullaire, la présence d'un noyau formé par une lamelle de substance grise, plissée en zigzag, circonscrivant un espace ovoïde ouvert en avant, c'est le *corps rhomboïdal*, nucleus dentatus; les fibres efférentes forment en avant et en haut les pédoncules cérébelleux inférieurs, en continuité par leur bord interne avec les cordons postérieurs intermédiaires du bulbe, ou *cordons de Goll*.

VI. — *Coupe verticale antéro-postérieure, passant par l'extrémité antérieure du sillon intermédiaire de la couche optique et du corps strié.*

1. — La substance grise corticale circonscrit la substance médullaire des circonvolutions, pénètre dans la profondeur des scissures festonnées, perpendiculaire interne et des hippocampes. Elle a presque entièrement disparu dans la gouttière du *sinus corporis callosi,* que borde supérieurement le faisceau longitudinal supérieur, dont on distingue nettement la direction des fibres.

2. — Ensemble des fibres commissurantes, corps calleux, recouvrant la cavité des ventricules latéraux. Le bourrelet est adhérent avec le pilier postérieur du trigone (3), qui se continue au-dessus de la couche optique sous le nom de bandelette géminée.

4. — Substance grise du noyau intraventriculaire du corps strié, s'effilant en arrière et en haut. Elle est traversée par la commissure blanche antérieure (5) et reçoit en avant et en bas les fibres convergentes des régions inférieures et antérieures (6-6'), qui se relèvent pour pénétrer dans sa masse et se fusionner avec les fibres de la capsule interne.

7. — Fibres du *tænia semi-circularis* se dirigeant en arrière dans le sillon intermédiaire, au-dessous du pilier postérieur du trigone. Il recouvre le centre moyen (8) de la couche optique, vers lequel s'effilent les fibres convergentes de la capsule interne; en arrière est le centre postérieur de la couche optique (9); le centre médian (10) est situé entre ces deux noyaux, dans un plan inférieur et externe.

11. — Le noyau rouge est réduit à son segment externe; en avant est son faisceau de fibres efférentes (12) se dirigeant vers le corps strié.

13. — Le locus niger occupe à ce niveau à peu près toute l'épaisseur du pédoncule cérébral.

14. — Section de la bandelette optique. Au-dessus on aperçoit le noyau jaune du noyau lenticulaire (segment moyen).

15. — Faisceau des fibres spinales antérieures émergeant de la substance grise de la protubérance annulaire (16); il se dirige en haut, en avant du locus niger, et

va s'épanouir dans la substance grise du noyau intraventriculaire du corps strié.

17. — Section de la substance grise corticale et des fibres convergentes médullaires du cervelet. Au milieu est le corps rhomboïdal. Les fibres efférentes du cervelet se dirigent les unes en bas, les autres en avant. Les premières forment les *pédoncules cérébelleux inférieurs* (18), les secondes enlacent la protubérance et constituent les *pédoncules cérébelleux moyens* (19).

20. — Coupe du lobe sphénoïdal.

VII. — *Encéphale dont on a détaché la coupe précédente par une section antéro-postérieure de un millimètre d'épaisseur, faite en dehors du plan médian.*

Les circonvolutions de la face interne de l'hémisphère sont enlevées presque en totalité, et les scissures mises à découvert dans leurs régions profondes. La coupe des fibres commissurantes porte sur la portion du corps calleux qui constitue la voûte des ventricules latéraux. Le pilier postérieur du trigone (3, Pl. VI) est encore adhérent au bourrelet par son bord interne (fibres de la lyre).

La substance grise du noyau intraventriculaire du corps strié (4, Pl. VI) s'allonge en haut et en arrière; elle est pénétrée par de nombreux filaments blancs qui s'amortissent dans sa masse. La section de la commissure blanche antérieure (5, Pl. VI) conserve sa forme circulaire; elle apparaît dans les noyaux jaunes du noyau lenticulaire du corps strié que les fibres blanches de la capsule interne séparent du noyau intraventriculaire.

Les fibres convergentes pénètrent en serpentant dans la substance grise de la couche optique; elles s'épanouissent dans le centre moyen, le centre médian, dont on n'aperçoit que le segment externe (8, 9, 10, Pl. VI). Au-dessous est le dernier vestige du noyau rouge de Stilling (11, Pl. VI) et de la substance grise de Sœmmering (13, Pl. VI).

Les fibres spinales antérieures (15, Pl. VI) émergent de la protubérance annulaire. Un groupe de fibres se dirige vers les noyaux jaunes; un autre continue son trajet direct; c'est le *faisceau direct moteur* du pédoncule cérébral. Le groupe postérieur de fibres, qui paraît s'arrêter au locus niger, aboutit à la couche optique.

La section du cervelet montre la disposition convergente des fibres de la substance médullaire vers la substance grise plissée du corps rhomboïdal, d'où part un gros faisceau de fibres qui se dirigent d'abord en avant, puis se séparent : les unes se relèvent vers les pédoncules cérébraux, les autres s'inclinent vers le bulbe. Le faisceau moyen continue son trajet pour constituer les fibres transversales qui dissocient la substance grise de la protubérance. Ces trois groupes de fibres constituent les pédoncules du cervelet.

En avant de la protubérance est la section du lobe sphénoïdal (20, Pl. VI). Dans son angle supérieur apparaît l'extrémité antérieure de la corne d'Ammon ou grand hippocampe, et la substance grise du ganglion olfactif. Au-dessus est la coupe de la bandelette optique (14, Pl. VI).

VIII. — *Coupe verticale antéro-postérieure, passant par la face externe de la couche optique.*

1. — La section représente le vestige des scissures de la face externe de l'hémisphère, convergeant vers les noyaux opto-striés.

2. — Ensemble des fibres commissurantes, corps calleux, recouvrant la cavité des *ventricules latéraux*. Cette cavité commence au-dessus du lobule orbitaire, contourne la face supérieure du corps strié, puis de la couche optique, passe dans la région inférieure en se dirigeant en bas et en dehors, et se termine dans la portion arrondie du lobe sphénoïdal. Au niveau du bourrelet du corps calleux, se détache un prolongement horizontal, qui gagne l'extrémité postérieure du lobe occipital. La partie antérieure du ventricule latéral est nommée *corne frontale;* le diverticulum postérieur porte le nom de *corne occipitale*, de *cavité digitale* ou *ancyroïde* (3); le prolongement inférieur forme la *corne sphénoïdale*, dans laquelle s'engage le pilier postérieur du trigone (5), qui recouvre l'hippocampe.

La cavité occipitale présente une saillie, l'*ergot* de *Morand* (4) ou *petit hippocampe*, formée par une circonvolution retournée de la face interne. La cavité sphénoïdale offre également une saillie sur sa paroi inférieure, la *corne d'Ammon* ou *grand hippocampe* (6), due au dédoublement et au renversement d'une circonvolution, de telle sorte que la substance blanche se trouve enveloppée par la substance grise. En avant de l'extrémité antérieure de la corne d'Ammon est la substance grise du *ganglion olfactif* (7) ou *noyau amygdalien* (*nucleus amygdaleus* de Mandelkern).

8. — Substance grise du noyau intra ventriculaire se terminant en arrière en forme de queue, d'où le nom de *noyau caudé*. Les fibres convergentes des régions antérieures et inférieures (9) traversent sa masse et la séparent (10) de la substance grise du noyau lenticulaire, dont on aperçoit ici les deux noyaux jaunes.

11. — Faisceau spiroïde, tourbillonné, constitué par les divers groupes de fibres convergentes des régions supérieures, antérieures et moyennes (capsule interne).

12. — Section de la commissure blanche antérieure.

13. — Section de la bandelette optique.

14. — Coupe du tænia semi-circularis. Au-dessous on aperçoit le mode de pénétration (15) des fibres convergentes dans la substance grise de la couche optique, atteignant les segments externes du centre médian (16) et du centre postérieur (17). Entre ces deux noyaux apparaît la substance grise du *corps genouillé interne* (18).

19. — Section du lobe latéral du cervelet. Les fibres médullaires efférentes se dirigent en avant sous forme d'un gros faisceau. Le corps rhomboïdal (20) est réduit à un petit cercle irrégulier.

IX. — *Encéphale dont on a détaché la coupe précédente par une section antéro-postérieure de un millimètre d'épaisseur, faite en dehors du plan médian.*

La substance grise corticale forme, à la périphérie de la coupe, une couche ondulée qui représente la section des circonvolutions de l'hémisphère. Cette substance corticale recouvrant la surface des circonvolutions et la profondeur des sillons, possède une superficie plus grande que celle qui correspond à la périphérie de l'hémisphère.

Les fibres de la substance médullaire ont toutes une direction convergente vers les noyaux opto-striés. Celles du lobule orbitaire se portent (9 et 10, Pl. VIII) vers la masse grise du corps strié et vont participer à la formation de la capsule interne. La seconde circonvolution temporo-occipitale est sectionnée dans toute son étendue ; le pli unciforme qui la termine en avant renferme la coupe de l'extrémité antérieure de la corne d'Ammon ou hippocampe, séparée, par un petit sillon, de la substance grise du ganglion olfactif.

La voûte que forme le corps calleux n'est plus apparente ; les fibres commissurantes sont mêlées aux fibres convergentes. La cavité des ventricules latéraux a atteint sa limite externe ; la corne occipitale s'étend moins loin vers la région postérieure ; à son extrémité antérieure est la coupe de la substance grise de l'hippocampe et du pilier postérieur du trigone. La corne frontale descend moins bas et est presque effacée.

La substance grise du noyau intra-ventriculaire est réduite à sa portion supérieure et postérieure ; elle est séparée de la couche optique par le tænia semi-circularis. Au-dessous les fibres convergentes traversent l'épaisseur de la face externe de la couche optique et se dirigent vers le centre postérieur. La substance grise du corps genouillé interne (18, Pl. VIII) montre la disposition oblique et parallèle des fibres optiques qui la sillonnent.

Les noyaux jaunes du noyau lenticulaire ont acquis à peu près tout leur développement ; ils sont séparés par une arcade blanche qui les a fait diviser en segment interne et en segment moyen. Des fibres transversales parcourent les deux segments, et vont aboutir au putamen situé dans un plan plus externe. Ces deux noyaux sont isolés de la couche optique par le groupement des faisceaux divers des fibres convergentes constituant la capsule interne. Au-dessous des noyaux jaunes apparaît la section de la commissure blanche antérieure (12, Pl. VIII) et celle de la bandelette optique (13, Pl. VIII).

La section du cervelet montre la disposition arborescente des prolongements de la substance médullaire, un fragment du corps rhomboïdal, le mode de groupement et la direction des fibres efférentes cérébelleuses.

X. — *Coupe verticale antéro-postérieure passant par le bord externe du noyau caudé.*

1. — Substance grise corticale des circonvolutions. Les fibres convergentes des régions antérieures, supérieures et postérieures ont une direction rayonnée autour des noyaux opto-striés, connue sous le nom de couronne rayonnante de Reil.

2. — Fibres convergentes des régions antérieures et inférieures redressées, concourant à la formation de la partie antérieure de la capsule interne.

3. — Point de dissociation des fibres convergentes et commissurantes, nettement apparent dans la série des coupes horizontales et verticales transverses.

4. — Ensemble de la capsule interne, formé par les fibres convergentes des régions antérieures, les fibres convergentes des régions supérieures et moyennes, et, en arrière, par les radiations optiques de Gratiolet ou fibres cortico-thalamiques postérieures.

5. — Substance grise du noyau caudé, s'étendant en arrière jusqu'au prolongement occipital de la cavité ventriculaire.

6. — Substance grise du noyau extra-ventriculaire, ou lenticulaire du corps strié composé de trois segments : le segment externe ou *putamen* (6), le segment moyen et le segment interne (7) appelés noyaux jaunes.

8. — Régions postérieure et externe de la couche optique (pulvinar) en rapport avec les corps genouillés. La section traverse la substance grise du corps genouillé interne (9). En avant est la coupe longitudinale (10) de la bandelette optique.

11. — Section de la commissure blanche antérieure au niveau de la substance grise du noyau lenticulaire.

12. — Dernier vestige de la corne occipitale. A l'entrée du diverticulum est la section de la substance grise de l'hippocampe et du pilier du trigone. L'extrémité antérieure de la corne d'Ammon, qui occupe le pli unciforme, présente sa coupe plus bas (13). Elle est contiguë à la substance grise du ganglion olfactif (14), qui reçoit les fibres radiculaires externes (15) du nerf olfactif.

16. — La section du lobe latéral du cervelet comprend la substance grise corticale et les faisceaux de fibres médullaires qui vont s'y distribuer sous une forme arborescente.

XI. — *Encéphale dont on a détaché la coupe précédente par une section antéro-postérieure de un millimètre d'épaisseur, faite en dehors du plan médian.*

La substance grise corticale entoure les circonvolutions; quelques traînées dans l'intérieur de la substance médullaire indiquent l'affleurement de sillons profonds. Les fibres convergentes sont étalées en éventail; elles prennent une direction toute particulière que Reil a désignée sous le nom de *couronne rayonnante*.

Cette planche représente la région postérieure et la région moyenne de la capsule interne. Les planches VIII, IX, X ont montré que les fibres convergentes des régions antérieure et inférieure affectent une disposition entièrement semblable. Ces divers ordres de fibres viennent se grouper en un faisceau commun désigné sous le nom *de pied* de la couronne rayonnante, *pes* ou *crusta*.

La substance grise du noyau lenticulaire du corps strié apparaît divisée en trois segments par deux arcades blanches. Ces trois segments sont sillonnés transversalement par des filaments blancs provenant de l'épanouissement des fibres spinales antérieures (Pl. VI et VII). La portion supérieure du segment externe du noyau lenticulaire se voit à travers les interstices fibrillaires de la couronne rayonnante. Au-dessous du noyau jaune est la coupe de la commissure blanche antérieure (11, Pl. X); cette coupe sera suivie jusqu'au delà de la face externe du putamen.

Les corps genouillés occupent la région postérieure de la masse ganglionnaire centrale. La substance grise du corps genouillé externe, qui semble au premier abord recevoir les fibres convergentes de la région postérieure, comme on l'a dit à tort, est plus volumineuse que celle du corps genouillé interne (9, Pl. X), terminé en avant par la coupe longitudinale de la bandelette optique (10, Pl. X).

Le prolongement sphénoïdal de la cavité des ventricules latéraux contient la *corne* d'*Ammon* ou *grand hippocampe*. C'est une circonvolution renversée, ainsi que l'indique cette coupe longitudinale, dont la substance grise entoure la substance blanche. Le bord supérieur et interne porte un épais cordon blanc désigné sous le nom de *bandelette* ou *tænia* de l'*hippocampe*, de *corps frangé*, *corps bordant* ou *corps bordé* (*fimbria*) formé par le pilier postérieur du trigone; il s'applique sur l'écorce blanche de la corne d'Ammon, s'effile et se perd dans le crochet terminal de cette circonvolution (13, Pl. X). En avant de la corne d'Ammon, séparée par un sillon, est la substance grise du ganglion olfactif (14, Pl. X). Les fibres radiculaires externes du nerf olfactif et celles du tænia semi-circularis forment de fines traînées blanches dans sa substance. Le lobe sphénoïdal est séparé du lobe frontal par la scissure de Sylvius.

La section du lobe latéral du cervelet montre la disposition fibrillaire de la substance médullaire et ses ramifications très déliées dans l'intérieur de la substance grise corticale.

XII. — *Coupe verticale antéro-postérieure passant au niveau de la région moyenne du noyau lenticulaire.*

1. — Substance grise corticale de l'hémisphère. Le centre médullaire est constitué par l'ensemble des fibres convergentes et commissurantes. Les fibres de la région antérieure (2) se portent directement en bas, celles des régions moyennes, en bas et en dedans; les fibres des régions postérieures (4) suivent une direction antéro-postérieure. Ces divers ordres de fibres convergentes abordent la substance grise des noyaux opto-striés suivant le sens de la marche des faisceaux principaux auxquels elles appartiennent.

Les fibres arciformes occipito-pariétales (5) relient les circonvolutions de ces deux lobes les unes aux autres. Le faisceau arciforme frontal croise la direction des fibres convergentes et met en connexion les circonvolutions du lobule orbitaire avec celles du lobe frontal. Le faisceau arciforme longitudinal inférieur part de l'extrémité postérieure du lobe occipital et s'étend jusqu'à la région antérieure du lobe sphénoïdal. Il passe au-dessous de la cavité ancyroïde, dont on aperçoit un dernier vestige (6).

7. — La cavité sphénoïdale des ventricules latéraux présente la coupe longitudinale de la portion antérieure de la corne d'Ammon. La substance grise de l'hippocampe est revêtue d'une écorce de substance blanche et contient dans son intérieur également une couche de substance blanche. Cette substance grise est pénétrée par les filaments blancs appartenant au pilier postérieur du trigone.

8. — La substance grise du ganglion olfactif offre des dimensions moins étendues que celles de la coupe précédente. Le bord supérieur reçoit les fibres du tænia semicircularis (9); la face antérieure est en rapport avec les fibres radiculaires externes du nerf olfactif (10).

11. — Traînée de substance grise appartenant au corps strié, désignée sous le nom de *avant-mur*. Elle est traversée par les fibres provenant des circonvolutions de l'insula de Reil.

12. — Section de la commissure blanche antérieure conservant la forme d'une bandelette circulaire.

13. — Section des artères lenticulo-striées.

14. — La substance grise du segment externe du noyau lenticulaire et du segment moyen (15) du noyau jaune du corps strié, est pénétrée par le système des fibres convergentes.

16. — Coupe de la substance corticale et de la substance médullaire du cervelet.

XIII. — *Encéphale dont on a détaché la coupe précédente par une section antéro-postérieure de un millimètre d'épaisseur, faite en dehors du plan médian.*

La substance grise corticale forme des traînées grises dans la substance médullaire. Elles sont dues aux régions profondes de scissures ou de sillons, atteintes par la section. La scissure qui sépare le lobe frontal du lobule de l'insula se relève verticalement de son point d'origine à la scissure de Sylvius.

Le lobe frontal est réuni au lobule orbitaire par le faisceau arciforme frontal; les fibres convergentes des régions supérieures et moyennes plongent verticalement vers le noyau lenticulaire ; les fibres convergentes des régions postérieures se dirigent directement en avant; les fibres du lobe sphénoïdal se portent en haut. Dans la substance médullaire apparaît là section de la partie antérieure et interne de la substance grise de la corne d'Ammon ou hippocampe.

La substance grise du corps strié est réduite au segment externe du noyau lenticulaire, le *putamen*. Les artères lenticulo-striées s'étalent en éventail dans l'épaisseur de ce troisième segment du noyau lenticulaire, où elles se divisent en ramuscules terminaux. Ces artères sont fournies par l'artère sylvienne, branche de la carotide interne, et pénètrent parallèlement les unes aux autres par les trous de l'espace perforé antérieur.

La section du lobe latéral du cervelet montre la disposition des prolongements de la substance médullaire dans l'épaisseur des lamelles de la substance grise corticale et leur mode de division dichotomique. Le lobule du pneumogastrique se distingue nettement par l'aspect tout particulier que présente l'agencement de ses fibres médullaires.

XIV. *Coupe horizontale antéro-postérieure passant au niveau de la face supérieure du corps calleux.*

(Cette série de coupes est faite sur un même cerveau frais, de la face supérieure du corps calleux vers la base du cerveau.)

1. — La couche de substance grise corticale des deux hémisphères, placés dans leur position normale respective, décrit autour de la substance médullaire une courbe ellipsoïde composée d'un grand nombre de replis. Elle forme avec la substance blanche une surface ovalaire, dont les dimensions s'accroissent au fur et à mesure que le plan de la section horizontale porte sur un point plus éloigné de la région supérieure des hémisphères. Ces diverses sections portent le nom de *centres ovales* de Vicq-d'Azyr, et celui de *centres ovales* de Vieussens, lorsque la coupe passe au niveau de la face supérieure du corps calleux.

2. — Ensemble des fibres convergentes et commissurantes émanant de la face interne de la couche corticale. Les fibres commissurantes de chaque lobe s'isolent des fibres convergentes, passent sur la région médiane inter-hémisphérique, pour atteindre dans le lobe opposé les régions homologues à celles d'où elles dérivent.

3. — Corps calleux constitué par l'entrelacement et la condensation à la région médiane des fibres commissurantes des deux hémisphères. Les fibres commissurantes des régions supérieures sont sectionnées au point où elles touchent à la surface de la coupe; elles forment ainsi une traînée blanchâtre qui marque la limite, ou *bord externe,* du corps calleux. C'est le point de dissociation des fibres convergentes et des fibres commissurantes.

Le corps calleux occupe tout l'espace qui sépare les deux extrémités de la scissure inter-hémisphérique. Il recouvre comme une voûte la cavité des ventricules latéraux; sa longeur est de 7 centimètres, son épaisseur de 6 à 8 millimètres. Son extrémité antérieure se réfléchit en bas, elle porte le nom de *genou,* puis s'incurve en arrière et se termine en pointe ou *bec* au niveau du chiasma, qui envoie vers la profondeur de la scissure de Sylvius un filament blanc nommé *pédoncule* du corps calleux. L'extrémité postérieure, appelée *bourrelet* ou *splenium,* est arrondie; elle forme la lèvre supérieure de la fente cérébrale de Bichat.

La face supérieure présente un sillon médian (4) qui s'étend du genou au bourrelet; de chaque côté de ce sillon, on aperçoit deux saillies longitudinales (5) formées par les fibres superficielles. Winslow a appelé ces saillies longitudinales *cordons médullaires;* on les connaît plus généralement sous le nom de *tractus longitudinaux* ou *nerfs* de *Lancisi*. Les fibres commissurantes des régions antérieures et des régions postérieures de chaque hémisphère se groupent en faisceaux curvilignes, qui dessinent à chacun des angles du corps calleux un fascicule divergent désigné sous le nom de *corne frontale* (6) et de *corne occipitale* (7) ou *forceps major*. Le fascicule qui se prolonge dans l'intérieur du lobe sphénoïdal porte le nom de *corne sphénoïdale*, ou *tapetum*.

La substance grise corticale des régions postérieures et internes est parcourue par un liséré blanc désigné sous le nom de ruban de Vicq-d'Azyr (8).

XV. — *Coupe horizontale antéro-postérieure, passant par la région moyenne du corps calleux.*

1. — Fibres commissurantes des régions antérieures formant la partie réfléchie du corps calleux. Elles décrivent une anse à concavité antérieure.

2. — Fibres commissurantes des régions moyennes se séparant des fibres convergentes sur le bord externe du corps calleux.

3. — Fibres commissurantes des régions postérieures formant le bourrelet du corps calleux. Leur trajet est curviligne, à concavité dirigée vers la région postérieure

4. — Ensemble des fibres convergentes et commissurantes se dirigeant de la base des circonvolutions vers le bord externe du corps calleux. Arrivées en ce point, les fibres convergentes se portent vers les noyaux opto-striés, tandis que les fibres commissurantes continuent leur trajet en passant au-dessus de la face supérieure de ces noyaux. L'espace qui se trouve compris entre cette face supérieure et cette sorte de voûte est appelé *cavité des ventricules latéraux* (5), quoiqu'il n'existe pas à proprement parler une cavité.

La section ayant enlevé dans la région antérieure et externe toute l'épaisseur du corps calleux, montre, par cette couverture artificielle, la face interne (6) du noyau intraventriculaire, séparée de la face supérieure de la couche optique (8) par le *sillon intermédiaire* (7).

Les fibres commissurantes forment, par leur condensation sur la ligne médiane, le raphé médian (9) et la *portion cavitaire* ou la *voûte* du corps calleux qui recouvre les ventricules latéraux et le ventricule moyen.

XVI. — *Coupe horizontale antéro-postérieure, passant au niveau de la région moyenne du noyau caudé.*

1. — Partie antérieure ou réfléchie du corps calleux formée par les fibres commissurantes des régions antérieures des hémisphères.

2. — Partie postérieure ou bourrelet du corps calleux formée par les fibres commissurantes des régions postérieures des hémisphères.

3. — Portion cavitaire, ou de la voûte, constituée par l'entrelacement des fibres commissurantes des régions moyennes, recouvrant l'intervalle compris entre les faces supérieures et internes des noyaux opto-striés des deux hémisphères.

4. — Fibres convergentes des régions moyennes du cerveau pénétrant dans la substance grise du noyau intra-ventriculaire (5) du corps strié.

5. — Section de la substance grise du noyau intra-ventriculaire ou caudé, montrant la disposition arrondie de son extrémité antérieure nommée *tête*, et la terminaison en queue de son extrémité postérieure.

6. — Sillon intermédiaire séparant le noyau caudé de la face supérieure de la couche optique (7); ce sillon est recouvert par la *lame cornée*, repli de l'épendyme, qui tapisse les parois du ventricule. La *veine du corps strié* est située au-dessous de cette lamelle; elle commence à l'extrémité postérieure du sillon et se continue en avant, après avoir traversé le trou de Monro, avec la veine de Galien. La veine du corps strié recouvre la *bandelette demi-circulaire* ou *tænia semi-circularis;* ce petit faisceau de fibres blanches prend son origine au ganglion olfactif (9, Pl. XII), parcourt toute l'étendue du sillon et va aboutir à la partie antérieure et externe du tubercule antérieur ou centre antérieur de la couche optique.

8. — Bandelette géminée se dirigeant en arrière vers l'ouverture de la cavité sphénoïdale.

9. — Plexus choroïde.

10. — Faisceau de fibres commissurantes des régions postérieures, appartenant à

la corne occipitale du corps calleux ; il est en rapport avec un faisceau à direction antéro-postérieure, constitué par le groupement des fibres convergentes de ces mêmes régions.

11. — Liséré blanc de la substance grise corticale, désigné sous le nom de ruban de Vicq d'Azyr.

XVII. — *Encéphale dont on a détaché la coupe précédente par une section horizontale antéro-postérieure de un millimètre d'épaisseur, faite des régions supérieures vers la base du cerveau.*

La substance grise corticale décrit de nombreux replis autour de la substance médullaire; deux traînées grises s'annoncent dans l'intérieur; elles appartiennent aux circonvolutions des lobules de l'insula, qui ont été atteintes par la coupe.

Les fibres médullaires partent de la base des circonvolutions. Les fibres commissurantes des régions antérieures forment la portion réfléchie du corps calleux; celles des régions postérieures occupent la portion appelée bourrelet. Les fibres convergentes se dirigent vers les noyaux opto-striés. Elles ont pénétré à travers la substance grise du noyau intra-ventriculaire jusqu'au bord externe de la couche optique, en passant au-dessous de la portion moyenne du noyau caudé, qui a été détaché par la coupe (5, Pl. VI). Il ne reste de ce noyau que l'extrémité postérieure ou caudale et la tête. Les fibres convergentes des régions postérieures sont groupées en un gros faisceau qui aboutit à la partie postérieure de la couche optique et se distribue en partie dans le pulvinar.

La face supérieure des couches optiques a été effleurée par la section horizontale. L'intervalle nommé ventricule moyen, compris entre leur face interne, est recouvert par les bandelettes géminées, ou trigone cérébral, qui sépare le ventricule de la voûte formée par le corps calleux.

Le trigone est constitué par deux bandelettes aplaties, dirigées d'arrière en avant, juxtaposées par leur bord interne, reposant sur la face interne des couches optiques et sur la toile choroïdienne. Le bord externe est en rapport avec le plexus choroïde qui les recouvre en partie. L'extrémité postérieure de chacune de ces bandeletttes s'écarte de celle du côté opposé, se prolonge dans la cavité sphénoïdale, s'applique sur l'écorce blanche de la corne d'Ammon et prend le nom de corps bordé ou corps bordant. L'extrémité antérieure des bandelettes géminées s'unit au septum lucidum, puis elle s'arrondit, s'infléchit en bas sous forme d'un cordon, nommé pilier antérieur du trigone, pénètre dans la substance grise de la couche optique et va aboutir aux tubercules mamillaires : arrivé aux tubercules mamillaires, le pilier antérieur du trigone s'enroule à leur surface et se termine dans les cellules nerveuses que renferme leur substance grise.

Les bords latéraux du trigone sont en rapport avec un cordon vasculaire rougeâtre, d'aspect granuleux, appelé *plexus choroïde*, formé par la pie-mère. Cette membrane pénètre dans le ventricule moyen, au-dessous du bourrelet du corps calleux; elle tapisse la face inférieure du trigone jusqu'au trou de Monro, et se termine latéralement aux plexus choroïdes qui représentent ses bords épaissis. Elle contient entre ses deux feuillets la glande pinéale et la veine de Galien, formée par les deux veines du corps strié.

L'artère choroïdienne, quatrième branche de la carotide interne, suit le bord interne du lobe sphénoïdal, et entre, par la fente cérébrale de Bichat, dans la cavité des ventricules latéraux et les plexus choroïdes.

XVIII. — *Coupe horizontale antéro-postérieure, passant au niveau de la région supérieure de la couche optique.*

1. — Portion réfléchie ou genou du corps calleux formée par les fibres commissurantes des régions antérieures.

2. — Bourrelet ou splenium du corps calleux constitué par les fibres commissurantes des régions postérieures.

3. — Fibres convergentes des régions antérieures.

4. — Point de dissociation des fibres convergentes et des fibres commissurantes.

5. — Tête du noyau caudé ou noyau intra-ventriculaire du corps strié, en rapport en avant avec le prolongement frontal de la cavité des ventricules latéraux.

6. — Groupe de faisceaux de fibres convergentes, fibres *cortico-thalamiques*, se rendant de la base des circonvolutions au pourtour de la couche optique. A travers l'écartement de ces faisceaux, on aperçoit la substance grise du noyau lenticulaire du corps strié.

7. — Fibres convergentes des régions postérieures groupées en un faisceau conique, se dirigeant vers la région postérieure de la couche optique.

8. — Substance grise de la couche optique pénétrée par des filaments blancs de fibres cortico-thalamiques.

9. — Réseau fin linéaire formé par les fibres cortico-thalamiques sur le bord externe de la couche optique.

10. — Centre antérieur de la couche optique.

11. — Centre postérieur de la couche optique.

12. — Section du pédoncule antérieur de la glande pinéale.

13. — Bandelette géminée, s'appuyant par son bord externe sur la couche optique. Le bord interne de chaque bandelette se continue avec la cloison transparente, tandis que l'extrémité antérieure se recourbe en bas pour former le pilier antérieur du tri-

gone. Les extrémités postérieures de ces bandelettes, en s'écartant l'une de l'autre pour former les piliers postérieurs du trigone, laissent entre elles un espace triangulaire, nommé *Lyre* ou *psaltherium,* occupé par les fibres transversales ou commissurantes qui unissent ces piliers postérieurs l'un à l'autre.

14. — Cavité du ventricule de la cloison. Cette petite cavité est comprise entre deux lamelles tendues verticalement dans la boucle formée par la portion réfléchie du corps calleux, auquel elles adhérent en haut, en avant et en bas. Ces lamelles sont recouvertes d'une couche de substance grise sur leurs deux faces : celle qui est en rapport avec le ventricule latéral et celle qui forme la paroi de la cavité.

15. — Prolongement occipital ou corne occipitale de la cavité des ventricules latéraux. Son extrémité antérieure est en rapport avec un petit amas de substance grise, qui appartient à la portion terminale du noyau caudé.

16. — Vermis superior apparaissant entre les bords internes des lobes occipitaux.

XIX. — *Encéphale dont on a détaché la coupe précédente par une section horizontale antéro-postérieure de un millimètre d'épaisseur, faite des régions supérieures vers la base du cerveau.*

La multiplicité de replis que décrit la substance grise corticale montre que la superficie de cette substance est de beaucoup plus considérable que celle des deux hémisphères. Les fibres médullaires qui prennent naissance dans les cellules nerveuses qu'elle renferme, se dirigent toutes vers la région centrale; les fibres commissurantes passent sur la ligne médiane pour se rendre dans les régions homologues du côté opposé, les fibres convergentes pour entrer en connexion avec les cellules nerveuses des noyaux opto-striés. Le trajet des fibres cortico-thalamiques est en partie interrompu par la section qui met à découvert une plus grande portion de la substance grise du noyau lenticulaire que l'on aperçoit sur la coupe précédente (6, Pl. XVIII), à travers les faisceaux médullaires.

Les fibres convergentes antérieures pénètrent dans la substance grise du corps strié, qu'elles divisent en noyau intra-venticulaire et en noyau extra-ventriculaire ou lenticulaire; les fibres cortico-thalamiques ont déjà détaché le noyau caudé du reste de la masse de substance grise. Les fibres convergentes sectionnent par conséquent la substance grise du corps strié suivant deux plans, l'un antéro-postérieur, oblique de dehors en dedans, qui vient rencontrer la face externe de la couche optique (6, Pl. XVIII), l'autre vertical et transverse qui aboutit à la région antérieure et externe de la couche optique (6, Pl. XX). Cette substance blanche intermédiaire aux noyaux opto-striés porte le nom de *double centre demi-circulaire* (geminum centrum semi-circulare). Elle est plus communément appelée *capsule interne*. L'intersection des deux plans forme le *genou* de la capsule interne. Le faisceau des fibres convergentes postérieures vient aboutir à la région postérieure de la couche optique, en passant entre la portion caudale du noyau intra-ventriculaire et l'extrémité postérieure du noyau lenticulaire ; il correspond en ce point à la région postérieure de la capsule interne.

Entre la substance grise des circonvolutions de l'insula et le noyau lenticulaire apparaît une traînée de substance grise, appartenant au corps strié, appelée *avant-mur ;* elle est séparée du noyau lenticulaire par un faisceau de fibres convergentes que l'on nomme *capsule externe*. L'avant-mur est isolé des circonvolutions de l'insula par un espace médullaire, occupé par des fibres arciformes et convergentes que l'on désigne sous le nom de *substance innominée*.

La section de la substance grise de la couche optique montre le mode de pénétration des fibres convergentes dans l'intérieur de sa masse et la forme du centre antérieur (10, Pl. XVIII) qui a acquis la plus grande dimension de son diamètre antéro-postérieur. La section des bandelettes géminées laisse en avant la coupe des piliers antérieurs du trigone et de la substance grise du septum lucidum et, en arrière, celle des piliers postérieurs du trigone. La cavité du ventricule moyen apparaît entre les faces internes des couches optiques; en avant est la corne frontale de la cavité des ventricules latéraux, en arrière, la corne occipitale.

Les bords internes des lobes postérieurs comprennent entre eux la section de la substance grise corticale du vermis superior. On remarque la présence du ruban de Vicq d'Azyr dans la substance grise des lobes occipitaux.

XX. — *Coupe horizontale antéro-postérieure, passant au niveau de la région supérieure du noyau lenticulaire.*

1. — Portion réfléchie du corps calleux formée par les fibres commissurantes des régions antérieures.

2. — Fibres commissurantes des régions postérieures ou bourrelet du corps calleux. En avant sont les fibres transversales de la Lyre, mettant en connexion les circonvolutions de la corne d'Ammon ou grand hippocampe (3). En arrière, à l'entrée du prolongement occipital des ventricules latéraux, est l'*ergot* de *Morand* ou *petit hippocampe* (4).

5. — Point de séparation des fibres convergentes et commissurantes.

6. — Faisceau de fibres convergentes antérieures, *cortico-striées*, pénétrant dans la substance grise du corps strié et concourant à la formation de la *capsule interne*. Un groupe de ces fibres suit la face externe du noyau lenticulaire, sans la pénétrer ou contracter aucune adhérence avec elle, et se dirige vers la région postérieure de la couche optique; il porte le nom de *capsule externe* (7).

8. — Section des fibres convergentes sur le bord externe de la couche optique (6, Pl. XVIII). Cette portion du faisceau de fibres blanches, intermédiaire aux deux substances grises, est appelée région *lenticulo-thalamique* de la capsule interne. La portion antérieure est désignée sous le nom de région *lenticulo-striée* de la capsule interne. La région postérieure de la capsule interne est occupée par le gros faisceau formé par le groupement des fibres convergentes des régions postérieures (9), et le fascicule des fibres convergentes antérieures, *la capsule externe*, qui contourne l'angle postérieur du noyau lenticulaire; le point d'intersection de la région lenticulo-optique avec la région lenticulo-striée est désigné par M. Charcot sous le nom de *genou* de la capsule interne.

10. — Vestige de la portion terminale du noyau caudé. En avant, dans la corne frontale de la cavité des ventricules latéraux, est le noyau intra-ventriculaire (11).

12. — Segment externe du noyau lenticulaire du corps strié ou *putamen*. Il est séparé des circonvolutions de l'insula par une traînée de substance grise, l'avant-mur (3), qui appartient au corps strié.

14. — Centre antérieur de la couche optique, séparé du noyau intra-ventriculaire par les fibres du tænia semi-circularis qui s'épanouissent dans sa masse.

15. — Centre moyen de la couche optique; des fibrilles blanches traversent la couche optique, atteignent ce noyau et la paroi latérale du ventricule moyen. Un petit filament blanc situé sur le bord interne représente la section des piliers antérieurs de la glande pinéale.

16. — Section des piliers antérieurs du trigone, ayant l'aspect de cordons arrondis.

17. — Section des lamelles de substance blanche qui forment la cavité du septum lucidum; leur face en rapport avec la cavité des ventricules latéraux est recouverte d'une couche de substance grise. Ces lamelles de substance blanche adhérent au corps calleux et aux piliers du trigone.

18. — Section du vermis superior montrant la disposition des deux substances dans la région supérieure du cervelet.

XXI. — *Encéphale dont on a détaché la coupe précédente par une section antéro-postérieure de un millimètre d'épaisseur, faite des régions supérieures vers la base du cerveau.*

Substance grise corticale circonscrivant chacun des hémisphères ; les circonvolutions de l'insula décrivent dans la substance médullaire une traînée grise à trois ou quatre dentelures. En dedans est la substance grise de l'avant-mur, qui n'a aucun contact dans toute son étendue avec celle des circonvolutions de l'insula.

Les fibres commissurantes forment en avant, la partie antérieure du corps calleux ; en arrière est une portion du bourrelet. Elle se prolonge latéralement, par les piliers postérieurs du trigone, jusqu'à la circonvolution de la corne d'Ammon ou hippocampe (3, Pl. XX). Cette circonvolution se replie sur elle-même et fait saillie dans l'intérieur de la cavité sphénoïdale.

Les fibres convergentes sont groupées entre les noyaux opto-striés en un gros faisceau blanc appelé capsule interne : ces fibres pénètrent sous la forme de petits filaments dans la substance grise de ces noyaux ; le centre antérieur présente des dimensions moins grandes que celui de la planche précédente (6, Pl. XX). A sa partie antérieure est le tœnia semi-circularis qui le sépare de la substance grise du noyau intra-ventriculaire. A égale distance à peu près des deux extrémités de la couche optique, et vers le bord interne, apparaît le centre médian. La toile choroïdienne recouvre la cavité du ventricule moyen et gagne latéralement les cavités sphénoïdales, où elle forme l'origine des plexus choroïdes des ventricules latéraux.

Entre les bords internes des lobes occipitaux apparaît la section de la région supérieure et médiane du cervelet. Les fibres médullaires ont une direction transversale.

XXII. — *Coupe horizontale antéro-postérieure passant sur le bord supérieur de la commissure blanche postérieure.*

1. — Portion réfléchie ou genou du corps calleux formée par les fascicules de fibres commissurantes antérieures.

2. — Dernier vestige du bourrelet du corps calleux. Fibres commissurantes postérieures.

3. — Section de la substance grise de la corne d'Ammon ou hippocampe, et de piliers postérieurs du trigone.

4. — Point de dissociation des fibres convergentes et commissurantes.

5. Fibres convergentes antérieures pénétrant dans la capsule interne et dans l capsule externe (6).

7. — Section transversale des fibres convergentes sur le bord externe de l couche optique (Région moyenne de la capsule interne).

8. — Faisceau formé par le groupement des fibres convergentes des région postérieures. Ce faisceau suit la direction de l'axe du lobe occipital, contourne la cavit sphénoïdale et se jette en partie dans la région postérieure de la couche optique. So fascicule antérieur se dirige en dedans, vers la paroi du ventricule moyen.

9. — Substance grise du noyau intra-ventriculaire de corps strié.

10. — Substance grise du segment externe du noyau extra-ventriculaire du corp strié.

11. — Apparition du segment moyen, noyau jaune. Il est séparé du segment ex terne par une petite arcade blanche (12), formée par les fibres convergentes antérieur et supérieures qui pénétrent dans la capsule interne, plongent verticalement dans noyau lenticulaire et s'épanouissent en filaments fins et très déliés dans la substan grise des trois segments :

13. — Avant-mur, dissocié par les fibres arciformes occipito-frontales (substan innominée) et les fibres convergentes des circonvolutions de l'insula.

14. — Centre antérieur de la couche optique. Ses dimensions sont beaucoup moins grandes que sur la planche XIX.

15. — Région inférieure et interne du centre moyen de la couche optique.

16. — Centre médian. Il reçoit par son côté externe des fibres qui ont traversé la couche optique et, en dedans, un petit faisceau qui paraît provenir de la commissure blanche.

17. — Centre postérieur de la couche optique. Le faisceau des fibres convergentes postérieures plonge et s'épanouit en partie dans sa masse. Le fascicule antérieur de ce faisceau se dirige vers le centre médian et la paroi du ventricule moyen.

18. — Pédoncule moyen de la glande pinéale.

19. — Section des pédoncules supérieurs, *habenæ*, de la glande pinéale, sur les parois du ventricule moyen.

20. — Glande pinéale ou *conarium*. C'est une glande en forme de pomme de pin, située entre les deux feuillets de la toile choroïdienne, constituée par de la substance grise à la surface, du tissu connectif et des vaisseaux à l'intérieur. Elle repose sur les tubercules quadrijumeaux supérieurs (nates); sa base, tournée en avant, donne naissance à trois prolongements blancs, fins, dirigés, en avant, latéralement, en bas, appelés *pédoncules supérieur*, *moyen*, *inférieur*. Les pédoncules antérieurs ou supérieurs cheminent dans l'épaisseur de la substance grise qui tapisse la paroi du ventricule moyen (4, Pl. II; — 12, Pl. XVIII; — 15, Pl. XX).

21. — Tubercules quadrijumeaux antérieurs (nates) recouverts par la toile choroïdienne. Au-dessous, sont deux éminences arrondies plus petites nommées tubercules quadrijumeaux postérieurs (testes). Ces quatre saillies mamelonnées sont situées à la partie postérieure du ventricule moyen, au-dessus de l'aqueduc de Sylvius (10, 11, pl. II), en avant du vermis superior, au milieu de la fente cérébrale de Bichat. Ils sont constitués par une masse de substance grise, recouverte d'une écorce de substance blanche. Ils sont en connexion avec les corps genouillés : l'antérieur A, avec le corps genouillé externe E; le postérieur P, avec le corps genouillé interne I. — AEPI.

22. — Sections des piliers antérieurs du trigone, de la substance grise et des lamelles (23) qui forment la cavité de la cloison transparente.

24. — Section de la région supérieure et médiane du cervelet. Les fibres médullaires ont la disposition transversale de fibres commissurantes ; la masse de la substance grise corticale est beaucoup plus grande que celle de la substance médullaire

---

XXIII. — *Encéphale dont on a détaché la coupe précédente par une section horizontale antéro-postérieure de un millimètre d'épaisseur, faite des régions supérieures vers la base du cerveau.*

La substance grise corticale des circonvolutions pénètre dans la scissure de Sylvius jusqu'au lobule de l'insula, se continue en avant dans la substance médullaire et atteint le niveau de la portion réfléchie du corps calleux.

Les fibres convergentes se groupent dans la capsule interne pour se répandre ensuite dans les noyaux opto-striés. Le faisceau des fibres convergentes des régions postérieures se jette en partie dans la région postérieure de la couche optique; le fascicule antérieur (8, Pl. XXII) se porte en dedans vers le centre médian et la paroi du ventricule moyen. Il semble par conséquent que les fibres des régions internes seulement du lobe occipital soient en connexion avec la région postérieure de la couche optique.

Le noyau lenticulaire (10, Pl. XXII) présente ses trois segments : le segment externe formé par la substance grise, le segment moyen et le segment interne constitués par une substance jaunâtre, plus pâle dans le segment interne. La différence de coloration de ces segments provient de l'abondance plus ou moins grande de fibres nerveuses qui se distribuent à chacune de ces régions du noyau lenticulaire. Ils sont séparés l'un de l'autre par un filament blanc courbe formé par l'épanouissement des fibres convergentes antérieures et supérieures.

Le centre antérieur de la couche optique (6, Pl. XX) est réduit à son dernier segment inférieur; le centre médian (16, Pl. XXII) a acquis toutes ses dimensions; il reçoit des filaments très déliés par sa région externe, et par son bord interne un petit fascicule très fin, issu de la commissure blanche postérieure.

Cette commissure est formée par un faisceau de fibres qui s'étend de la couche optique d'un côté à celle du côté opposé. Elle est située au-dessus de l'ouverture de l'aqueduc de Sylvius, l'*anus*, et en avant des tubercules quadrijumeaux.

En avant de la commissure blanche postérieure apparaît, sur le bord interne des couches optiques, la section des pédoncules antérieurs de la glande pinéale. En arrière de cette commissure est la coupe des tubercules quadrijumeaux antérieurs comprenant entre eux la substance grise de la valvule de Vieussens. Un faisceau blanc relie la commissure blanche postérieure avec la région postérieure des couches optiques ou pulvinar.

La coupe de la substance grise de la corne d'Ammon ou hippocampe montre le mode d'enroulement de cette circonvolution et les rapports qu'ont entre elles ses deux substances. La lame blanche de la convexité a été appelée *alveus;* la lame blanche ou médullaire de la concavité est nommée *subiculum;* le corps frangé, corps bordant ou bordé, forme la *fimbria*. La substance grise remplit l'espace compris par l'enroulement de l'écorce, elle est désignée sous le nom de corps godronné ou *fascia dentata*.

La section de la région supérieure et médiane du cervelet représente la disposition transversale des fibres nerveuses qui relient l'un à l'autre les deux lobes du cervelet.

XXIV. — *Coupe horizontale antéro-postérieure passant au niveau des tubercules quadrijumeaux postérieurs.*

1. — Portion réfléchie du corps calleux, formée par les fibres commissurantes des régions antérieures.

2. — Point de dissociation des fibres convergentes et commissurantes.

3. — Faisceau de fibres convergentes antérieures divisant en deux noyaux la substance grise du corps strié.

4. — Faisceau formant la capsule externe. Les fibres de ce faisceau n'ont que des rapports de contact avec la face externe du noyau lenticulaire et la substance grise de l'avant-mur (9).

5. — Section transversale des fibres convergentes au bord externe de la couche optique. — Région lenticulo-optique de la capsule interne.

6. — Faisceau formé par le contingent des fibres convergentes des régions postérieures. Il s'étend, en arrière du centre médian, vers la substance grise centrale de l'axe.

7. — Substance grise du noyau intra-ventriculaire du corps strié, parcourue par des fibrilles provenant des faisceaux convergents cortico-striés et des faisceaux spinaux.

8. — Noyau lenticulaire composé de trois segments; en dedans sont les deux noyaux jaunes (10). Ces trois segments sont séparés entre eux par deux arcades blanches, formées par l'épanouissement des fibres convergentes des régions antérieures et supérieures.

11. — Dernier vestige du centre antérieur; quelques fibres transversales représentent l'arrivée du faisceau de Vicq-d'Azyr (Pl. III).

12. — Segment inférieur du centre médian. Les fibres convergentes pénètrent dans la substance grise de la couche optique sous l'aspect de fibrilles extrêmement fines. La région postérieure de la couche optique (13) est parcourue par des fibrilles

transversales appartenant au faisceau convergent postérieur, issues des circonvolutions des régions internes du lobe occipital.

14. — En dedans du centre médian apparaît le faisceau des fibres efférentes des noyaux rouges de Stilling se dirigeant en avant, où il se confond avec les divers groupes de faisceaux qui forment le genou de la capsule interne.

15. — Substance grise des tubercules quadrijumeaux postérieurs. Au centre est l'aqueduc de Sylvius (16), qui se continue en avant avec la substance grise des parois du ventricule moyen (17) jusqu'aux piliers antérieurs du trigone et la cloison transparente.

18. — Section de la bandelette optique. En dehors est la coupe de la substance grise du *corps genouillé externe*, traversée obliquement par les fibrilles optiques ; en dedans est la coupe du *corps genouillé interne*, plus petit que le précédent. Il est uni par un faisceau blanc aux tubercules quadrijumeaux postérieurs ; les fibres optiques ont dans sa substance grise une direction presque horizontale, qui diffère par conséquent de celle qu'on observe dans le corps genouillé externe.

19. — Substance grise de la corne d'Ammon ou hippocampe dans la cavité sphénoïdale, surmontée de la section du pilier postérieur du trigone ou *corps bordant*, formé presque en totalité par l'*alveus*.

20. — Section des piliers antérieurs du trigone, encore libres dans la cavité des ventricules latéraux. En avant est la substance grise et la cavité de la cloison transparente (21).

22. — Section de la région supérieure des lobes latéraux du cervelet. Les fibres médullaires traversent la ligne médiane, mettent ces deux lobes en connexion. Cette section a atteint la partie antérieure (*luette*) (23) et la partie postérieure (24) de l'éminence médiane inférieure du cervelet nommée *vermis inferior*.

XXV. — *Encéphale dont on a détaché la coupe précédente par une section horizontale antéro-postérieure de un millimètre d'épaisseur, faite des régions supérieures vers la base du cerveau.*

Substance grise corticale circonscrivant les deux hémisphères, et s'adossant dans la profondeur de la scissure de Sylvius au lobule de l'insula.

Les fibres commissurantes constituent la portion du bec du corps calleux. Ces deux prolongements bordent latéralement la substance grise de l'*espace perforé antérieur*, correspondant à la région inférieure du ventricule de la cloison; en arrière un cordon grisâtre, la commissure blanche antérieure limite cette substance grise.

Les fibres convergentes des régions antérieures et des régions inférieures forment quelques fascicules isolés, séparant incomplètement la substance grise du corps strié. Les fibres convergentes des régions postérieures semblent se continuer avec les faisceaux latéraux ascendants.

La section des fibres convergentes qui formait sur la planche précédente (5, Pl. XXIV) la région lenticulo-optique de la capsule interne, est détachée et remplacée par une section des fibres spinales antérieures, faite au-dessous des couches optiques.

En dedans de ces faisceaux apparaît le *corpus Luysii* (12, Pl. XXVI) et le segment supérieur des noyaux rouges de Stilling, qui émettent en avant un faisceau de fibres efférentes et reçoivent en arrière des fibres afférentes, appartenant aux pédoncules cérébelleux supérieurs.

Sur la ligne médiane est l'ouverture du quatrième ventricule, limitée en arrière par la coupe de la valvule de Vieussens et les fibres radiculaires des nerfs pathétiques. En avant est la substance grise du plancher de l'aqueduc de Sylvius et des parois du ventricule moyen. Sur ces parois on trouve la coupe des faisceaux de Vicq d'Azyr et celle des piliers antérieurs du trigone, après leur immersion dans la substance grise.

Le corps strié occupe seul la région centrale des hémisphères. Sa tête plonge dans la corne frontale des ventricules latéraux qui l'isole du faisceau des fibres commissurantes (corps calleux). Quelques fibres convergentes abordent encore à sa région antéro-postérieure ; il reçoit principalement les fibres spinales antéro-internes, séparées en deux gerbes bien nettement incurvées en arcades sur le bord externe de chacun des noyaux jaunes ; le segment interne est subdivisé par une fine arcade peu apparente, de sorte que le noyau lenticulaire paraît en réalité composé de quatre segments. Des bords de ces arcades, les fibres spinales s'épanouissent en longs filaments ondulés, par une extrémité de plus en plus fine.

La section des bandelettes optiques montre la différence que présentent dans leurs dimensions les corps genouillés externe et interne. Au-dessous est la coupe de la substance grise de la corne d'Ammon (hippocampe) et du pilier postérieur du trigone (corps bordant).

La section du cervelet comprend les lobes latéraux et l'éminence médiane inférieure, vermis inferior. Dans l'intérieur de la substance médullaire apparaît la substance grise plissée nommée *corps rhomboïdal*.

XXVI. — *Coupe horizontale antéro-postérieure passant au niveau de la commissure blanche antérieure.*

1. — Fibres commissurantes des régions antérieures et inférieures.

2. — Point de dissociation des fibres convergentes et commissurantes.

3. — Fibres convergentes des régions antérieures et inférieures se dirigeant vers la substance grise du corps strié. Quelques fascicules isolés occupent la région lenticulo-striée. Le fascicule qui forme la capsule externe (4) se porte le long de la face externe du noyau lenticulaire.

5. — Faisceau des fibres convergentes des régions postérieures. Ce faisceau croise la bandelette optique, passe à l'angle postérieur du noyau lenticulaire et plonge dans le pédoncule cérébral en dehors et en arrière du faisceau des fibres spinales antérieures, entre le corps genouillé interne et le corpus Luysii.

6. — Noyau intra-ventriculaire du corps strié. Sa face interne occupe la corne frontale des ventricules latéraux.

7. — Segment externe du noyau lenticulaire. Le segment moyen et le segment interne sont constitués par les noyaux jaunes (8). Les fibres spinales antéro-internes (9) forment des arcs, l'*arcade externe* et l'*arcade interne*, d'où partent des filaments ondulés, très fins, qui vont s'atténuer dans les cellules nerveuses de la substance grise et jaune du corps strié.

10. — Avant-mur. Cette traînée de substance grise appartient au corps strié. Elle n'a aucun contact avec la substance grise des circonvolutions de l'insula. Elle est dissociée par les fibres arciformes et les fibres convergentes des circonvolutions du lobule.

11. — Section transversale des fibres spinales au-dessous de la région inférieure de la couche optique.

12. — Corpus Luysii ou bandelette accessoire des noyaux rouges de Stilling. Ce petit noyau a une forme semi-lunaire, renflée à sa partie médiane. Il émet par son bord antéro-externe des fibres nerveuses qui se mêlent au faisceau des fibres spinales antérieures.

13. — Noyaux rouges de Stilling, de forme sphérique, constitués par un amas de substance grise. Ces noyaux présentent un hile tourné en haut vers la ligne médiane (14).

15. — Faisceau de fibres efférentes issu des noyaux rouges de Stilling : il constitue un contingent des fibres spinales antérieures.

16. — Fibres afférentes aux noyaux rouges. Ces fibres viennent des pédoncules cérébelleux supérieurs; elles s'enroulent autour du noyau rouge, pénètrent dans sa substance grise, où elles s'amortissent dans les cellules nerveuses qu'elle renferme.

17. — Substance grise centrale étalée sur les parois du ventricule moyen.

18. — Section transversale du faisceau de Vicq-d'Azyr.

19 — Section transversale des piliers antérieurs du trigone dans l'intérieur de la substance grise.

20. — Section transversale de la partie supérieure de la commissure blanche antérieure. On aperçoit par transparence, dans le segment moyen du noyau jaune, les branches latérales de cette commissure.

21. — Section de la bandelette optique. La substance grise du corps genouillé interne est réduite à une très petite dimension, tandis que celle du corps genouillé externe est encore assez volumineuse.

22. — Substance grise de la corne d'Ammon (hippocampe) et du pilier postérieur du trigone (corps bordant).

23. — Cavité du quatrième ventricule.

24. — Section de la région moyenne du cervelet. Les fibres médullaires convergent, de la face interne de la substance grise corticale des lamelles, vers la face externe du corps rhomboïdal (25). De l'intérieur du corps rhomboïdal naissent des fibres *efférentes cérébelleuses;* celles-ci ont une direction antérieure et supérieure, elles forment les *pédoncules cérébelleux supérieurs*, *processus cerebelli ad testes* (26). Sur la ligne médiane, un groupe de fibres commissurantes met en connexion les deux lobes du cervelet.

XXVII. — *Encéphale dont on a détaché la coupe précédente par une section horizontale antéro-postérieure d'un millimètre d'épaisseur, faite des régions supérieures vers la base du cerveau.*

Substance grise corticale circonscrivant la substance médullaire. La région postérieure présente encore le ruban de Vicq-d'Azyr, qui ne sera plus apparent sur les coupes suivantes.

Les fibres commissurantes des régions antérieures et inférieures se portent en arrière vers la ligne médiane; les fibres convergentes pénètrent par quelques fascicules isolés dans la substance grise du corps strié. Le faisceau qui forme la capsule externe suit la face externe du noyau lenticulaire. Le faisceau des fibres convergentes des régions postérieures est sectionné sur le bord externe de la bandelette optique (21, Pl. XXVI).

La corne frontale de la cavité des ventricules latéraux a disparu par la coupe précédente. La corne sphénoïdale se continue et présente la section de la substance grise de la corne d'Ammon ou grand hippocampe et du pilier postérieur du trigone (corps bordant). Le corps genouillé interne n'est plus apparent.

La section a mis à découvert une grande étendue de la portion médiane de la commissure blanche antérieure (20, Pl. XXVI), formée par les fibres commissurantes qui mettent en connexion les deux lobes sphénoïdaux.

Ces fibres se groupent à leur sortie des lobes sphénoïdaux en un gros faisceau arrondi, qui pénètre, sous l'aspect d'un cordon blanc, dans l'angle postéro-externe du noyau lenticulaire, se dirige en avant et en dedans, passe en avant des piliers antérieurs du trigone et s'unit au faisceau homologue qui émane du côté opposé. Ce faisceau ne contracte, dans son trajet dans la substance grise du corps strié, aucun rapport fibrillaire. Sur cette coupe, on aperçoit la continuité de la commissure vers les lobes sphénoïdaux (plus nette en 10', Pl. XXVIII).

La substance grise du locus niger de Sœmmering a fait son apparition dans la coupe des pédoncules cérébraux; en avant est le corpus Luysii, en dedans sont les noyaux rouges de Stilling qui ont acquis leur entier développement; ils reçoivent des pédoncules cérébelleux supérieurs, après leur entre-croisement, des fibres afférentes qui les environnent, puis pénètrent par le hile et forment à leur sortie, sur un point opposé à celui de leur arrivée, le faisceau de fibres efférentes (15, Pl. XXVI).

La section du cervelet montre dans la substance médullaire la disposition de la membrane jaunâtre qui constitue le corps rhomboïdal. Cette membrane est plissée en zigzag, repliée sur elle-même, formant ainsi une poche à plusieurs cavités, ayant l'ouverture dirigée en avant, en haut et en dedans. La disposition de cette membrane rappelle celle de la substance grise corticale autour des circonvolutions, des sillons et des scissures profondes, dont le but paraît d'augmenter considérablement la superficie de la substance grise, c'est-à-dire la quantité des éléments nerveux.

Les fibres de la substance médullaire convergent vers la périphérie du corps rhomboïdal. Sa surface interne donne naissance aux faisceaux efférents cérébelleux; le groupe supérieur forme les pédoncules cérébelleux supérieurs qui se dirigent en avant et en haut, s'entre-croisent sur la ligne médiane, puis de là se portent vers les noyaux rouges de Stilling, sous le nom de faisceaux afférents de ces noyaux.

La cavité du quatrième ventricule est ouverte entre les deux faisceaux des pédoncules cérébelleux supérieurs; à l'entrée est la coupe des fibres radiculaires des nerfs moteurs oculaires externes; en avant est la substance grise du plancher de l'aqueduc de Sylvius.

XXVIII. — *Coupe horizontale antéro-postérieure passant au niveau du bord inférieur de la commissure blanche antérieure.*

1. — Fibres commissurantes des régions antérieures et inférieures.

2. — Point de dissociation des fibres commissurantes et convergentes.

3. — Fibres convergentes des régions antérieures et inférieures envoyant dans la substance grise du corps strié des fascicules fins isolés.

4. — Fibres arciformes occipito-frontales, dissociant, avec les fibres de la capsule externe, la substance grise de l'avant-mur.

5. — Faisceau de fibres convergentes du lobe sphénoïdal, sectionné au niveau de la bandelette optique.

6. — Région inférieure du noyau intra-ventriculaire.

7. — Région inférieure du noyau extra-ventriculaire.

8. — Région inférieure des noyaux jaunes. Le segment externe du noyau lenticulaire s'est accru en étendue, tandis que le segment moyen et le segment interne, formés par les noyaux jaunes, sont devenus plus petits. Les arcades externe et interne s'épanouissent en filaments longs et très grêles.

9. — Section des bandelettes optiques, montrant la substance grise du corps genouillé externe. Ces bandelettes embrassent le pédoncule cérébral et se dirigent d'arrière en avant.

10. — Section de la portion médiane de la commissure blanche antérieure ; ses branches latérales (10') émergent de la profondeur des lobes sphénoïdaux. Cette commissure parcourt par conséquent un trajet curviligne, en fer à cheval (20, Pl. XXVI et 1. XXVII), à concavité regardant en arrière et en bas.

11. — Section des fibres spinales. Étage inférieur des pédoncules cérébraux (pes, crusta).

12. — Sustance grise du locus niger de Sœmmering. En arrière est le faisceau latéral qui fait suite à son homologue du bulbe.

13. — Segment inférieur des noyaux rouges de Stilling.

14. — Faisceau de fibres efférentes des noyaux rouges de Stilling.

15. — Faisceau de fibres efférentes appartenant aux pédoncules cérébelleux supérieurs.

16. — Substance grise centrale tapissant les parois du ventricule moyen.

17. — Section du faisceau de Vicq-d'Azyr.

18 — Section des piliers antérieurs du trigone dans la substance grise.

19. — Section de la substance grise de la corne d'Ammon ou hippocampe dans l'intérieur de la cavité sphénoïdale.

20. — Cavité du quatrième ventricule. La paroi antérieure est traversée par le sillon médian; de chaque côté de ce sillon apparaissent deux saillies, les *eminentia teres*.

21. — Section de la région moyenne du cervelet.

22. — Section du corps rhomboïdal, recevant à sa superficie les faisceaux de fibres convergentes.

23. — Fibres efférentes supérieures ou pédoncules cérébelleux supérieurs, émergeant de la face interne du corps rhomboïdal.

24. — Entre-croisement de ces faisceaux au raphé médian. Après avoir gagné le côté opposé à celui de leur origine, ces fibres se dirigent vers les noyaux rouges de Stilling, sous le nom de faisceaux afférents.

XXIX. — *Encéphale dont on a détaché la coupe précédente par une section horizontale antéro-postérieure d'un millimètre d'épaisseur, faite des régions supérieures vers la base du cerveau.*

Substance grise corticale circonscrivant la substance médullaire du lobe sphénoïdal et du lobe frontal; la section a atteint les circonvolutions de la scissure orbitaire au sillon cruciforme. Les circonvolutions de l'insula sont réduites à un ou deux plis seulement.

Les fibres commissurantes des régions antérieure et inférieure se portent en arrière et en dedans. Les fibres convergentes envoient quelques fibres dans la substance grise du corps strié. Les fibres commissurantes du lobe sphénoïdal présentent le mouvement de groupement qui constitue les branches latérales (10', Pl. XXVIII) de la commissure blanche antérieure. Les fibres arciformes occipito-frontales dissocient la substance grise de l'avant-mur et mettent en connexion le lobe frontal avec le lobe sphénoïdal.

En avant de la corne d'Ammon, est la section de la bandelette optique (9, Pl. XXVIII), portant le dernier vestige de la substance grise du corps genouillé externe. En dehors apparaît la coupe de la face supérieure du *ganglion olfactif* et le mode d'épanouissement des fibres du tænia semi-circularis dans l'intérieur de sa substance grise. Ce ganglion, du volume d'une noisette, est formé par un amas de substance grise enclavée chez l'homme dans la portion arrondie du lobe sphénoïdal; il reçoit par sa région antérieure les fibres radiculaires du nerf olfactif.

Les noyaux jaunes et une portion du segment externe du noyau lenticulaire sont détachés. A leur place, on voit une trame de fibres nerveuses présentant un grand nombre de petits trous que traversent les artères lenticulo-striées et lenticulo-optiques. La coupe du pédoncule cérébral, obliquement dirigée d'avant en arrière et de haut en bas par rapport à son axe, comprend : en avant, la section des fibres spinales antérieures ou *étage inférieur*, séparé par la substance grise du locus niger des fibres spinales postérieures ou *étage supérieur*; en dehors est le faisceau latéral qui fait suite au faisceau latéral du bulbe. En dedans apparaît le dernier segment des noyaux rouges de Stilling (13, Pl. XXVIII); le petit groupe de fibres efférentes qu'il émet s'unit au faisceau antéro-interne des fibres spinales et semble ainsi constituer uniquement le faisceau qui se porte au corps strié (14, Pl. XXX).

Entre ces deux segments est le raphé médian, la substance grise centrale de l'axe, qui se continue avec celle du plancher du ventricule moyen. En arrière est l'ouverture du quatrième ventricule.

La section de la région moyenne du cervelet montre la disposition centrale de la substance médullaire à l'intérieur de chacun des lobes cérébelleux, réunie sur la ligne médiane par des fibres commissurantes. A l'intérieur apparaît le corps rhomboïdal, recevant de la substance grise corticale les fibres afférentes, émettant de sa face interne les fibres des pédoncules cérébelleux supérieurs.

XXX. — *Coupe horizontale antéro-postérieure passant au-dessus du tuber cinereum.*

1. — Fibres commissurantes du lobule orbitaire se dirigeant en arrière, vers la ligne médiane.

2. — Fibres arciformes dépendant du groupe qui circonscrit le lobule de l'insula.

3. — Fibres convergentes du lobule orbitaire se portant vers la région de la capsule interne. Cette direction est nettement apparente en 6, Pl. VI, et en 9, Pl. VIII.

4. — Ensemble des fibres convergentes et commissurantes du lobe sphénoïdal.

5. — Région inférieure du noyau intra-ventriculaire du corps strié, traversée par de longues fibrilles grêles issues du faisceau spinal. En dehors du corps strié, apparaît le dernier vestige de la substance grise de l'avant-mur, dissociée par diverses fibres.

6. — Pédoncule du corps calleux. Ce sont les petits faisceaux minces qui prolongent le bec du corps calleux vers l'angle arrondi du lobe sphénoïdal ; ils forment à la face supérieure du corps calleux les saillies longitudinales nommées tractus longitudinaux ou nerfs de Lancisi ; inférieurement, ils entrent en connexion avec la capsule interne, et le faisceau antéro-interne des fibres spinales antérieures, en contournant la substance grise du plancher du ventricule moyen.

7. — Section de la bandelette optique en avant des pédoncules cérébraux (voir Pl. XXIX).

8. — Substance grise du ganglion olfactif. En dehors est le dernier vestige de la substance grise de l'avant-mur ; elle est dissociée, comme la portion antérieure, par des fibres médullaires.

9. — Fibres du tænia semi-circularis à leur sortie de la substance grise du ganglion olfactif, elles se groupent en un faisceau qui gagne la partie postérieure du sillon intermédiaire au corps strié et à la couche optique dans lequel il se loge.

10. — Section de la portion terminale de la corne d'Ammon ou hippocampe dans la cavité sphénoïdale. Un sillon la sépare de la substance grise du ganglion olfactif.

11. — Substance grise centrale du plancher du ventricule moyen, le tuber cinereum.

12. — Section des piliers antérieurs du trigone dans leur trajet descendant vers les tubercules mamillaires.

13. — Section du faisceau de Vicq-d'Azyr, à un millimètre au-dessus des tubercules mamillaires.

14. — Section du faisceau antéro-interne des fibres spinales antérieures, allant s'épanouir dans la substance grise du corps strié.

15. — Substance grise du locus niger de Sœmmering.

16. — Fibres spinales postérieures, étage supérieur des pédoncules cérébraux.

17. — Fibres transversales provenant des pédoncules cérébelleux moyens. Elles sont coupées par des fibrilles très fines, qui s'entre-croisent sur la ligne médiane, appartenant à la région antérieure des pédoncules cérébraux.

18. — Substance grise interpédonculaire.

19. — Substance grise centrale du névraxe.

20. — Cavité du quatrième ventricule.

21. — Fibres des pédoncules cérébelleux moyens qui revêtent le plancher du quatrième ventricule.

22. — Section de la substance médullaire du cervelet. Les fibres convergentes se portent de la base de la substance grise corticale à la périphérie du corps rhomboïdal (23), qui émet de sa face interne les pédoncules cérébelleux supérieurs (24), et, au-dessous, un faisceau de fibres à direction antéro-postérieure, les pédoncules cérébelleux moyens.

XXXI. — *Encéphale dont on a détaché la coupe précédente par une section horizontale antéro-postérieure de un millimètre d'épaisseur, faite des régions supérieures vers la base du cerveau.*

La substance grise corticale circonscrit de toutes parts les deux lobules orbitaires du lobe frontal et les deux lobes sphénoïdaux, séparés transversalement par la scissure de Sylvius.

Les fibres convergentes et commissurantes naissent à la base des circonvolutions et se dirigent dans les lobes frontaux d'avant en arrière, tandis que dans les lobes sphénoïdaux elles se portent en avant, en dedans et en haut.

La substance grise du corps strié est complètement détachée. On ne trouve plus que la substance grise du ganglion olfactif et celle de la corne d'Ammon (hippocampe), situées dans la portion arrondie des lobes sphénoïdaux.

Les bandelettes optiques (7, Pl. XXX) occupent le centre ; elles se réunissent l'une à l'autre sur la ligne médiane. En avant est la substance grise de l'espace perforé antérieur, en arrière le tuber cinereum, la section des tubercules mamillaires et l'espace perforé postérieur de Vicq-d'Azyr.

Les tubercules mamillaires ont l'aspect et le volume d'un pois ; ils sont situés un de chaque côté de la ligne médiane, entre le tuber cinereum et l'espace perforé postérieur, c'est-à-dire au sommet de l'infundibulum que forme le ventricule moyen. Ils sont constitués par un amas de substance grise, recouvert d'une écorce de substance blanche, formée en partie par les fibres des piliers antérieurs du trigone, qui vont ensuite s'amortir dans les cellules nerveuses que renferme la substance grise ; ces fibres émergent des cellules, se rapprochent, se groupent et sortent sous le nom de faisceau de Vicq-d'Azyr.

La coupe du névraxe est formée par les fibres antérieures des pédoncules cérébraux et celles de la protubérance aisément reconnaissables à leur direction transversale.

Ces fibres protubérancielles appartiennent au faisceau moyen des fibres efférentes cérébelleuses. La section du cervelet montre la disposition convergente des fibres médullaires vers la région qu'occupait le corps rhomboïdal qui a été détaché. Des fibres efférentes émergent de l'ouverture du corps rhomboïdal ; elles se dirigent directement en avant, entourent la substance grise de la protubérance annulaire, pénètrent dans sa masse et s'entre-croisent sur la ligne médiane, sous le nom de *pédoncules cérébelleux moyens*. Les racines sensitives ou bulbaires du nerf trijumeau plongent à travers ce pédoncule, dont elles croisent obliquement les faisceaux de fibres, et disparaissent dans la cavité du quatrième ventricule.

XXXII. — *La coupe précédente est détachée de l'Encéphale par une section horizontale de un millimètre d'épaisseur, passant au niveau de la région supérieure de la protubérance annulaire, puis cette coupe est renversée sur sa face supérieure.*

La substance grise corticale décrit, dans la substance médullaire des lobes frontaux, des sinuosités déterminées par la section des circonvolutions de la face inférieure qui forment la scissure cruciforme. Elle circonscrit les dernières fibres convergentes des lobules orbitaires et des lobes sphénoïdaux.

1. — Section du tronc des nerfs olfactifs, prismatique et triangulaire, formé par les fibres radiculaires blanches et grises. Il occupe la cavité de la scissure olfactive.

2. — Section de l'artère carotide interne au niveau du trou optique, avant sa terminaison en quatre branches : (3) L'artère cérébrale antérieure, unie à celle du côté opposé par la communicante antérieure ; l'artère cérébrale moyenne ou sylvienne qui s'engage dans la scissure de Sylvius et va se ramifier sur la face convexe de l'hémisphère ; (10) l'artère communicante postérieure ; enfin l'artère choroïdienne qui se porte dans les plexus choroïdes des ventricules latéraux. — Ce système vasculaire, par sa réunion à celui qui est fourni par le tronc basilaire, forme, à la base du cerveau, un cercle artériel appelé *hexagone artériel de Willis*.

4. — Section des bandelettes optiques au moment de l'entre-croisement de leurs fibres au chiasma. Arrivées au chiasma, les fibres de ces deux bandelettes se dissocient en trois faisceaux : un premier faisceau, postéro-interne, se porte dans la bandelette opposée (fibres commissurantes) ; un second faisceau, médian, croise, sur la région centrale du chiasma, son homologue de la bandelette opposée et va contribuer à la formation du nerf optique du côté opposé à celui d'où il dérive ; un troisième faisceau, latéro-antérieur, suit le bord externe du chiasma et gagne le nerf optique qui lui correspond (voir Pl. microphotographie, et 18, Pl. XLVI et Pl. XLVII).

5. — Tuber cinereum ou corps cendré. Cet amas de substance grise forme le plancher du ventricule moyen ; il constitue la portion la plus antérieure de la substance grise centrale de l'axe cérébro-spinal ou névraxe.

6. — Tubercules mamillaires.

7. — Espace interpédonculaire ou substance perforée de Vicq-d'Azyr. Cette lamelle de substance grise appartient au plancher du ventricule moyen et fait partie constituante de la substance grise du névraxe.

8. — Tronc des nerfs moteurs oculaires communs. Ils ont leur origine apparente à la face interne des pédoncules cérébraux, au-dessus du bord supérieur de la protubérance.

9. — Face inférieure des pédoncules cérébraux.

11. — Section de la substance grise de la corne d'Ammon (hippocampe) à l'extrémité la plus antérieure de la cavité sphénoïdale.

12. — Vestiges de la substance grise du ganglion olfactif.

13. — Fibres des pédoncules cérébelleux moyens, dissociant la substance grise de la protubérance annulaire ; elles s'entre-croisent sur la ligne médiane, où elles forment un raphé médian.

14. — Faisceaux moyens des fibres efférentes émergeant du corps rhomboïdal ; ils se portent directement dans la protubérance où ils forment les pédoncules cérébelleux moyens.

15. — Fibrilles des fibres efférentes moyennes se répandant sur le plancher du quatrième ventricule.

16. Substance grise du plancher du quatrième ventricule.

17. — Fibres radiculaires du faisceau bulbaire du nerf trijumeau ou grosse racine (voir Pl. XXXI).

XXXIII. — *Coupe verticale transverse passant par le bourrelet du corps calleux.*

(Cette série de coupes est faite sur un même cerveau frais, du bourrelet vers le genou du corps calleux.)

Les lobes occipitaux et les régions postérieures du cervelet sont détachés par la section. La coupe représente les plis, les ondulations et les lamelles formés par la substance grise corticale cérébrale et cérébelleuse.

Le centre médullaire des hémisphères comprend l'ensemble des fibres commissurantes et convergentes qui partent de la base des circonvolutions des régions supérieures, moyennes et inférieures. Ces divers ordres de fibres se dirigent vers la région centrale, puis se dissocient. Les fibres convergentes se portent dans la substance grise des noyaux opto-striés ; celles des régions postérieures ont été sectionnées perpendiculairement à leur direction. Les fibres commissurantes se groupent en faisceaux juxtaposés, formant une lame de 6 à 8 millimètres d'épaisseur, que l'on nomme *corps calleux,* étendue comme un pont d'un lobe à l'autre dans la grande scissure interhémisphérique.

Cette lame de fibres commissurantes repose sur la face supérieure des noyaux opto-striés. Elle forme ainsi un espace libre que l'on appelle cavité des ventricules latéraux. La dissociation de ces deux systèmes de fibres détermine également, dans la substance médullaire du lobe sphénoïdal et du lobe occipital, une petite cavité désignée sous le nom de prolongement sphénoïdal et de prolongement occipital des ventricules latéraux.

Les fibres commissurantes des régions supérieures décrivent un trajet curviligne à concavité tournée vers les régions supérieures ; les fibres commissurantes des régions inférieures forment une courbe à concavité tournée en bas. Les fibres commissurantes des régions moyennes ont un trajet à peu près direct.

La section a enlevé, en avant du prolongement occipital, une partie de la cloison postérieure du ventricule latéral. L'ouverture qui en résulte permet de voir la circonvolution de la corne d'Ammon ou hippocampe, les plexus choroïdes se dirigeant en avant vers le trou de Monro, la face interne du noyau lenticulaire et les artérioles qui la sillonnent.

La coupe du cervelet présente une couche corticale de substance grise entourant les fibres nerveuses qui constituent le centre médullaire des deux lobes. Chacun de ces centres est formé de fibres convergentes qui partent de la base de la substance gri corticale et vont aboutir à la face externe du corps rhomboïdal ; ces deux centres m dullaires sont réunis sur la ligne médiane par un groupe de fibres commissurantes.

En haut le vermis superior couvre la fente cérébrale de Bichat; le vermis inferi masque, en bas, la cavité du quatrième ventricule. Le bulbe rachidien, en partie reco vert par les lobes cérébelleux, se prolonge vers le bas ; d'un côté est l'artère vertébra droite, de l'autre est le nerf spinal.

XXIV. — *Coupe verticale transverse, passant dans l'épaisseur du bourrelet du corps calleux.*

1. — Bourrelet ou splénium du corps calleux formé par les fibres commissurantes des régions supérieures moyennes et postérieures. En haut, ces fibres sont séparées de la circonvolution crêtée par le sinus corporis callosi; en bas, elles forment la lèvre supérieure de la fente cérébrale de Bichat; leur entre-croisement constitue un raphé sur la ligne médiane (2).

3. — Fibres convergentes des régions supérieures et postérieures (fibres de Kölliker)

4. — Fibres convergentes des régions moyennes et inférieures.

5. — Section perpendiculaire du faisceau formé par le groupement de fibres convergentes des régions postérieures (voir ce faisceau sur la série de planches horizontales),

6. — Section de la substance grise de la circonvolution de la corne d'Ammon ou hippocampe, recouverte d'une écorce de substance blanche et de la coupe des piliers postérieurs du trigone (7). Elle représente une circonvolution repliée en dedans. La toile choroïdienne (8), située entre les deux hippocampes, s'insinue sous le bourrelet du corps calleux pour pénétrer dans le ventricule moyen; elle contient entre ses deux feuillets la glande pinéale et recouvre les tubercules quadrijumeaux antérieurs (nates).

9. — Section des lobes latéraux du cervelet. La substance médullaire envoie dans la substance grise corticale des prolongements qui se subdivisent dichotomiquement en présentant la disposition particulière qu'on désigne sous le nom d'arbre de vie. Les fibres médullaires, nées de la base de la substance grise, se portent sur la face externe du corps rhomboïdal (10). La face interne de cette membrane émet des fibres efférentes qui forment les pédoncules cérébelleux supérieurs (11).

La section ayant enlevé la région médiane et inférieure du cervelet, le quatrième ventricule ou *ventricule du cervelet* est mis à découvert. Cette excavation est constituée par l'évasement du canal central de la moelle; sa forme est celle d'un losange que traverse le sillon médian (12) qui se continue en haut avec l'aqueduc de Sylvius et en bas avec le canal central du bulbe. Ce sillon représente la *tige* du *calamus scriptorius*, nom qu'Hérophile a donné à l'angle inférieur du losange; le *bec* du *calamus* est le sommet de cet angle. A l'embouchure du sillon et du canal central du bulbe, est une petite fossette nommée *ventricule* d'*Arantius*.

La paroi ou le plancher du quatrième ventricule est formée par une couche de substance grise en continuité avec la substance grise centrale du bulbe et de la moelle ; elle repose en avant sur le bulbe et sur la protubérance. Elle est parcourue vers l'angle inférieur par des stries blanchâtres et transversales qui représentent les *barbes* du *calamus* (13), ce sont les fibres radiculaires des nerfs auditifs.

14. — Colonne grisâtre s'élargissant de bas en haut. Elle présente un renflement bien manifeste, nommé *eminentia teres* (15) ou *fasciculus teres*, vers la région moyenne, formé par le genou du nerf facial. En dehors de cette colonne grisâtre est une autre colonne grise, plus large en bas qu'en haut, en rapport avec les nerfs mixtes de l'encéphale. Sur le côté externe de celle-ci est une petite colonne blanchâtre.

16. — Pyramides postérieures du bulbe, constituées par un petit renflement situé au niveau du bec du calamus sur les cordons médians postérieurs du bulbe. Ces cordons se continuent ensuite en haut et se fusionnent avec les pédoncules cérébelleux inférieurs (17). Ils sont séparés l'un de l'autre par le sillon médian postérieur du bulbe, et limités sur leur bord externe par un petit sillon peu apparent; on les nomme aussi *cordons grêles* (Burdach), *cordons cuneiformes* ou *cordons de Goll* (Kölliker); ils se perdent dans les cordons postérieures de la moelle vers la portion inférieure de la région cervicale.

18. — Artère vertébrale du côté droit.

19. — Nerf spinal du côté gauche.

20. — Limite inférieure du bulbe ou *collet du bulbe*. A ce niveau a lieu l'entre-croisement des faisceaux des fibres nerveuses qui constituent les cordons de la moelle.

XXXV. — *Encéphale dont on a détaché la coupe précédente par une section verticale transverse de un millimètre d'épaisseur, faite des régions postérieures vers le genou du corps calleux.*

La substance grise corticale entoure les centres médullaires, pénètre dans tous les sillons, les scissures, et indique, sur chacun des bords convexes, la branche postérieure de la scissure de Sylvius.

Les fibres nerveuses de la substance médullaire se détachent de la base des circonvolutions, et prennent chacune la direction qui leur est propre. Les fibres commissurantes des régions supérieures et postérieures décrivent un trajet curviligne et constituent, par leur passage sur la ligne médiane, le bourrelet du corps calleux. Les fibres commissurantes des régions moyennes et inférieures sont sectionnées sur les bords de la cavité ventriculaire.

La substance grise de la corne d'Ammon ou hippocampe est sectionnée dans la cavité sphénoïdale que ferme le plexus choroïde ; elle est surmontée de la coupe des piliers postérieurs du trigone (7, Pl. XXXIV) : au-dessus de la couche optique, de chaque côté du bourrelet, on aperçoit la section des bandelettes géminées.

Une partie de la région postérieure de la couche optique est enlevée ; cette coupe a mis à découvert le tubercule postérieur ou *centre postérieur* de la couche optique, et montre le mode de pénétration dans sa substance des fibres convergentes des régions postérieures. En avant et en dehors de la couche optique est la lame cornée, qui la sépare du noyau caudé du corps strié, situé plus en avant dans la cavité des ventricules latéraux.

La coupe effleure les tubercules quadrijumeaux ; elle montre la disposition et les rapports de la fente cérébrale de Bichat avec les cavités ventriculaires ; la situation de la glande pinéale (8, Pl. XXXIV) dans les replis de la toile choroïdienne, à l'ouverture du ventricule moyen ; au-dessous est la valvule de Vieussens. Cette valvule est formée par une mince lamelle de substance blanche et grise, tendue entre les deux pédoncules cérébelleux supérieurs, au-dessus de l'angle supérieur du quatrième ventricule ; elle se continue en bas avec la substance médullaire du vermis superior et, en haut, avec l'écorce des tubercules quadrijumeaux postérieurs. A ce niveau, on aperçoit un petit faisceau blanc, arrondi, qui décrit une courbe descendante très courte : c'est le *frein* ou *colonne* de la valvule de Vieussens ; il avoisine l'origine du nerf pathétique.

La section verticale des lobes latéraux du cervelet a détaché la portion du centre médullaire qui contient les corps rhomboïdaux (voir la planche précédente). Les fibres nerveuses convergent de la base de la substance grise corticale vers le centre, puis se groupent pour constituer les pédoncules cérébelleux supérieurs, qui s'unissent aux bords de la valvule de Vieussens pour former la paroi postéro-supérieure du quatrième ventricule, laissé à découvert (12, 13, 14, 15, Pl. XXXIV).

L'angle inférieur de ce ventricule, calamus scriptorius, est atteint par la section; elle montre la substance grise des pyramides postérieures (16, Pl. XXXIV) appelée aussi *noyau des cordons grêles* ou *noyau post-pyramidal,* les fibres nerveuses des cordons médians postérieurs ou *cordons de Goll,* le sillon médian postérieur du bulbe qui les sépare. Sur leur bord externe, est un sillon très délié et au delà les fibres nerveuses des cordons postérieurs proprement dits.

XXXVI. — *Coupe verticale transverse passant au niveau des tubercules quadrijumeaux.*

1. — Portion postérieure du corps calleux, formée par les fibres commissurantes des régions supérieures, moyennes et postérieures.

2. — Ensemble des fibres convergentes constituant le centre médullaire. Les fibres des régions interne, supérieure, moyenne et inférieure prennent une direction convergente vers les noyaux opto-striés, en rapport avec leur point d'origine et celui de leur immersion.

3. — Fibres du tænia semi-circularis contournant le bord externe de la couche optique.

4. — Section des bandelettes géminées sur la face supérieure de la couche optique.

5. — Section de la substance grise de la corne d'Ammon et du pilier postérieur du trigone dans le diverticulum sphénoïdal.

6. — Région postérieure de la couche optique. Les fibres convergentes des régions postérieures de l'hémisphère plongent sous l'aspect de longs filaments onduleux et très déliés, qui vont s'amortir dans le centre postérieur.

7. — Glande pinéale ou conarium, dépouillée de la toile choroïdienne, logée dans la gouttière qui sépare les tubercules quadrijumeaux antérieurs.

8. — Substance grise des tubercules quadrijumeaux antérieurs (nates).

9. — Substance grise des tubercules quadrijumeaux postérieurs (testes). Ces deux tubercules sont plus petits que les précédents; ils envoyent, de leur partie externe et supérieure, un cordon qui se dirige en dehors et en avant jusqu'au corps genouillé interne, où il aboutit.

10. — Substance grise de la valvule de Vieussens, enclavée entre les tubercules quadrijumeaux.

11. — Pédoncules cérébelleux supérieurs s'engageant au-dessous des tubercules quadrijumeaux.

12. — Section des lobes latéraux du cervelet. Les ramuscules et les rameaux, issu de la base de la substance grise corticale, se réunissent en un faisceau de fibres qu convergent toutes vers le centre médullaire qu'occupait le corps rhomboïdal, d'où elle émergent en trois cordons divergents : les pédoncules cérébelleux supérieurs (11), le pédoncules cérébelleux moyens, dont on aperçoit quelques fibres à l'angle latéral du quatrième ventricule, et les pédoncules cérébelleux inférieurs (15), qui descendent obliquement vers le bulbe rachidien, auquel ils s'unissent.

13. — Sillon médian du quatrième ventricule, en continuité en haut avec l'aquedu de Sylvius et, en bas, avec le canal central du bulbe rachidien (14).

16. — Fibres médullaires des cordons médians postérieurs, limités sur les côtés pa la substance grise centrale du bulbe (17).

XXXVII. — *Encéphale dont on a détaché la coupe précédente par une section verticale transverse de un millimètre d'épaisseur, faite des régions postérieures vers le genou du corps calleux.*

La substance grise corticale revêt de toute part le centre médullaire; elle se termine au-dessus de la circonvolution crêtée, dans la profondeur de la gouttière nommée sinus corporis callosi. Elle accentue l'apparition des circonvolutions de l'insula.

Les fibres commissurantes des régions postérieures supérieures forment la portion postérieure du corps calleux. L'ensemble des fibres convergentes et commissurantes des régions postérieures à celle de la coupe, sont sectionnées au niveau de leur point de dissociation.

La substance grise de la circonvolution de la corne d'Ammon ou hippocampe est sectionnée dans la cavité sphénoïdale. Elle porte la coupe de la portion descendante des piliers postérieurs du trigone; la coupe de la portion horizontale ou intra-ventriculaire du trigone, les bandelettes géminées, se voit entre la face supérieure de la couche optique et le bord externe du corps calleux. La substance grise du noyau caudé se présente sous l'aspect d'un petit noyau gris au bord externe de la cavité des ventricules latéraux; il est séparé de la substance grise de la couche optique par la section des fibres du tænia semi-circularis (3, Pl. XXXVI).

Le centre postérieur occupe la partie interne de cette région de la couche optique; les fibres convergentes pénètrent en longs filaments, jusqu'à la substance nerveuse de ce centre, où elles s'épuisent. La commissure blanche postérieure s'étend transversalement d'un côté à l'autre et semble émettre un faisceau dans la région inférieure des couches optiques. Au-dessus de cette commissure apparaît la coupe de la glande pinéale, présentant une petite cavité centrale qui n'est pas constante; parfois on y rencontre des concrétions calcaires grisâtres de phosphate ou de carbonate de chaux.

L'entrée de l'aqueduc de Sylvius apparaît entre la substance grise des tubercules quadrijumeaux. Au-dessous est le sillon médian du quatrième ventricule (12, Pl. XXXIV), se terminant en bas à l'embouchure du canal central du bulbe. Ce sillon sépare les deux colonnes grisâtres en rapport avec la racine des nerfs hypoglosses (14, Pl. XXXIV), et les deux saillies appelées eminentia teres (15, Pl. XXXIV), formées par le genou du nerf facial. Plus haut, on aperçoit deux petites saillies qui correspondent à l'origine des nerfs moteurs oculaires externes ; l'extrémité supérieure du sillon avoisine le lie d'origine des nerfs moteurs oculaires communs.

Plus en dehors est une colonne grise de laquelle naissent les nerfs mixtes de l'en céphale, et, sur son bord externe, une petite colonne blanchâtre, très nette, dessinan un V dans la substance grise centrale.

Les fibres des cordons médians postérieurs se perdent, au delà du noyau gris de pyramides postérieures, dans le groupe des fibres descendantes des pédoncules cérébel leux inférieurs ; sur le bord externe des pyramides postérieures est le noyau gris de corps restiformes.

La section du centre médullaire des lobes cérébelleux indique la formation de pédoncules cérébelleux inférieurs. Ces fibres efférentes cérébelleuses se dirigent immédia tement en bas, se mélangent aux fibres des corps restiformes et vont se répandre dan le bulbe.

XXXVIII. — *Coupe verticale transverse passant en avant de la commissure blanche postérieure.*

1. — Portion moyenne du corps calleux, formée par les fibres commissurantes des régions supérieures et moyennes.

2. — Les fibres convergentes de la région supérieure et celles de la région moyenne (3) se dirigent vers la couche optique ; les fibres du lobe sphénoïdal (4) s'élèvent, s'incurvent en dedans, se juxtaposent aux fibres précédentes et constituent par leur ensemble la région postérieure de la capsule interne. Ces divers systèmes de fibres pénètrent, sous l'aspect de filaments très déliés, dans l'intérieur de la couche optique et atteignent les différents noyaux qu'elle renferme, où ils s'amortissent.

5. — Fibres arciformes occipito-frontales.

6. — Substance grise de la corne d'Ammon ou hippocampe dans le diverticulum sphénoïdal.

7. — Substance grise des corps genouillés externe et interne. L'externe est beaucoup plus volumineux que l'interne.

8. — Section du noyau caudé au bord externe de la cavité des ventricules latéraux.

9. — Substance grise du noyau lenticulaire aperçue à travers l'écartement des faisceaux des fibres convergentes.

10. — Centre antérieur de la couche optique.

11. — Centre moyen de la couche optique.

12. — Centre postérieur de la couche optique.

13. — Section de la portion horizontale des bandelettes géminées. Cette coupe permet de comprendre comment ces bandelettes, en s'appliquant sur la face supérieure des couches optiques, isolent le ventricule moyen des ventricules latéraux, et ceux-ci l'un de l'autre. Ces cavités ne communiquent entre elles que par le trou de Monro.

14. — Section sur la paroi du ventricule moyen des filaments blancs (habenœ) qui se rendent à la glande pinéale.

15. — Substance grise prolongeant celle qui entoure l'aqueduc de Sylvius et va tapisser les parois du ventricule moyen.

16. — Raphé d'entre-croisement des pédoncules cérébelleux supérieurs, après leur jonction au-dessous des tubercules quadrijumeaux (11, Pl. XXXVI).

17. — Fibres transversales des pédoncules cérébelleux moyens dans la protubérance annulaire.

18. — Faisceau triangulaire de l'isthme ou ruban de Reil.

19. — Faisceau de fibres cérébelleuses ascendantes, appartenant aux pédoncules cérébelleux supérieurs.

20. — Faisceau de fibres cérébelleuses se dirigeant en avant, faisant partie des pédoncules cérébelleux moyens.

21. — Faisceau de fibres cérébelleuses descendantes, provenant des pédoncules cérébelleux inférieurs.

22. — Portion sensitive des pyramides antérieures se portant latéralement et en haut à la rencontre des fibres convergentes, vers la région postérieure de la capsule interne.

23. — Faisceaux postérieurs du bulbe continuant les cordons antérieurs de la moelle qui se sont inclinés en arrière et séparés l'un de l'autre pour laisser passer les cordons latéraux de la moelle.

24. — Canal central du bulbe.

25. — Portion antérieure des cordons latéraux de la moelle continuant dans le bulbe le trajet direct ascendant. Ce faisceau est en rapport avec la tête de la corne postérieure et le noyau du corps restiforme.

26. — Portion postérieure des cordons latéraux de la moelle s'inclinant en avant et

dedans. Les fibres de ces cordons s'entre-croisent sur la ligne médiane et vont rmer la *portion motrice* des pyramides antérieures du bulbe.

27. — Cordons postérieurs de la moelle. Les fibres de ces cordons s'entre-croisent -dessus des précédentes et constituent la *portion sensitive* des pyramides antérieures bulbe.

XXXIX. — *Encéphale dont on a détaché la coupe précédente par une section vertic transverse de un millimètre d'épaisseur, faite des régions postérieures vers le genou du corps calleux.*

La substance grise corticale, après avoir circonscrit la périphérie des hémisphèr pénètre, avec les circonvolutions de l'insula, dans le centre médullaire.

Les fibres commissurantes des régions supérieures forment la voûte du co calleux; les fibres convergentes des régions supérieures passent entre le noyau cau et le noyau lenticulaire (8 et 9; Pl. XXXVIII); les fibres convergentes des régi moyennes se portent en dedans et laissent apercevoir entre leurs faisceaux la s stance grise du noyau lenticulaire; les fibres convergentes du lobe sphénoïdal se di gent en haut et en dedans. Ces divers groupes de fibres se condensent sur le bc externe de la couche optique en un gros faisceau appelé *capsule interne;* elles pénètr ensuite dans la substance grise de la couche optique, sous forme de petits filame très fins, qui vont s'épanouir dans les divers centres de ce noyau ou sur la paroi ventricule moyen.

Le centre postérieur (12, Pl. XXXVIII) est enlevé; on aperçoit le centre médian dessous et un peu en dehors du centre moyen et, plus bas, les noyaux rouges Stilling. Ces noyaux présentent un hile, tourné en haut et en dedans, par leq pénètrent les fibres afférentes, après leur enroulement à la périphérie du noyau. émettent un faisceau antéro-latéral de fibres efférentes (15; Pl. XXXVI, 1 Pl. XXXVIII); Ils reçoivent un faisceau afférent formé par le prolongement des péd cules cérébelleux supérieurs, après leur entre-croisement au raphé médian.

La substance grise du locus niger de Sœmmering fait son apparition. En dehors trouvent les faisceaux latéraux et les fibres spinales postérieures, qui descendent travers la substance grise de la protubérance annulaire et les fibres transversales d pédoncules cérébelleux moyens, jusqu'aux faisceaux qui représentent dans le bul la portion sensitive des pyramides. Ces faisceaux, entre-croisés plus bas, sont form par les cordons latéraux de la moelle; ils sont séparés par un noyau de substan grise, situé sur les côtés du raphé. L'*olive bulbaire* occupe les bords externes de c faisceaux; en bas et en dedans est le noyau *juxta-olivaire postero-externe.*

L'*olive bulbaire* ou *corps olivaire* est formée par une membrane plissée, circor crivant un espace ovoïde à grand diamètre vertical; cette membrane est recouverte ɔres de substance blanche, qui lui donnent extérieurement l'aspect d'une petite émi-ence oblongue, située en dehors de chaque côté des pyramides antérieures du ılbe: elle reçoit par sa face externe les fibres arciformes qui prolongent dans le ılbe les pédoncules cérébelleux inférieurs.

La section du cervelet montre la disposition de chacun des lobes cérébelleux et elle des fibres des pédoncules cérébelleux moyens dans la protubérance. Les fibres onvergentes, après être entrées en connexion avec la substance grise du corps rhom-ɔïdal, en sortent en formant trois faisceaux divergents. Le faisceau moyen, ou édoncule cérébelleux moyen, se porte directement en avant; ses fibres contournent, aversent, sillonnent horizontalement la protubérance et la substance grise qu'elle enferme et s'entrelacent sur la ligne médiane avec leurs homologues issues du lobe u côté opposé; ces faisceaux décrivent donc une courbe en forme de fer à cheval. Par ɔnséquent, sur une section transversale, les fibres des régions latérales ne sont pas en ɔntinuité avec celle de la région médiane, ainsi qu'on pourrait le supposer au premier xamen de cette planche. Les fibres transversales, qui occupent la protubérance, et elles qui concourent à la formation du centre médullaire de chacun des lobes céré-elleux, proviennent de régions déjà détachées par les coupes précédentes.

XL. — *Coupe verticale transverse passant par le segment moyen des noyaux rouges Stilling.*

1. — Portion moyenne ou voûte du corps calleux, formée par les fibres commi surantes des régions supérieures et moyennes.

2. — Point de dissociation des fibres commissurantes et des fibres convergente

3. — Fibres convergentes des régions supérieures et des régions moyennes.

4. — Fibres convergentes des lobes sphénoïdaux. Ces fibres forment avec l précédentes la région lenticulo-optique de la capsule interne.

5. — Substance grise du noyau lenticulaire ou *putamen*, séparée de l'avant-mur (par le faisceau de fibres qui forme la capsule externe (7).

8. — Section de la substance grise du corps genouillé externe. La substance gri du corps genouillé interne, qui s'étend moins loin en avant, est épuisée par les coup précédentes.

9. — Section dans le diverticulum sphénoïdal de l'extrémité antérieure de la corn d'Ammon ou hippocampe.

10. — Section du noyau caudé au bord externe de la cavité du ventricule latéra

11. — Centre antérieur de la couche optique. Il est séparé du noyau caudé par le fibres du tænia semi-circularis.

12. — Centre moyen.

13. — Centre médian.

14. — Section des pédoncules supérieurs de la glande pinéale sur les parois d ventricule moyen.

15. — Section de la portion horizontale ou intra-ventriculaire du trigone, band lettes géminées.

16. Substance grise centrale du névraxe.

17. — Noyaux d'origine des nerfs moteurs oculaires communs.

18. — Substance grise des noyaux rouges de Stilling. Les fibres afférentes pénètrent par le hile, puis émergent en un faisceau efférent antéro-latéral (19) qui pénètre dans la capsule interne et va s'épanouir dans la substance grise du noyau lenticulaire et celle du corps strié.

20. — Arrivée aux noyaux rouges des fibres afférentes cérébelleuses.

21. — Corpus Luysii (bandelette accessoire).

22. — Substance grise du locus niger de Sœmmering.

23. — Fibres spinales postérieures se portant dans la capsule interne pour pénétrer dans la substance grise de la couche optique.

24. — Section de la région antérieure du cervelet. Le centre médullaire est formé par les fibres des pédoncules cérébelleux moyens, issues des régions détachées par les coupes précédentes. Ces fibres parcourent transversalement la substance grise de la protubérance en croisant les fibres ascendantes.

25. — Portion sensitive des pyramides antérieures formant le prolongement des cordons postérieurs de la moelle, après leur entre-croisement. Elles sont séparées supérieurement par un noyau de substance grise.

26. — Substance blanche corticale qui entoure les corps olivaires.

27. — Portion postérieure des cordons latéraux de la moelle qui s'entre-croisent au raphé médian.

28. — Cordons postérieurs de la moelle s'inclinant en avant pour s'entre-croiser sur un plan plus antérieur et supérieur.

29. — Cornes postérieures de la substance grise centrale de la moelle.

30. — Olives bulbaires. Les corps olivaires reçoivent, par la face externe de leur membrane, les fibres arciformes cérébelleuses qui terminent les pédoncules cérébelleux inférieurs. Sur cette coupe apparaît une lame de substance grise, située entre l'olive et la portion sensitive des pyramides. Cette lame, connue sous le nom de *grand noyau pyramidal* de Stilling (31), a la forme d'une colonne aplatie, coudée à angle droit en dehors; chacune des deux branches se termine par une extrémité effilée.

XLI. — *Encéphale dont on a détaché la coupe précédente par une section verticale transverse de un millimètre d'épaisseur, faite des régions postérieures vers le genou du corps calleux.*

La substance grise corticale circonscrit les fibres médullaires ; elle forme à l'intérieur l'écorce des circonvolutions de l'insula, adossée dans la scissure de Sylvius à la substance grise des circonvolutions qui constituent la lèvre supérieure et la lèvre inférieure de cette scissure. La substance grise de la corne d'Ammon ou hippocampe est sectionnée à son extrémité tout à fait antérieure dans le diverticulum sphénoïdal.

Les fibres commissurantes des régions supérieures, forment la région moyenne ou voûte du corps calleux, séparée de la circonvolution crêtée par le sinus corporis callosi. Les fibres convergentes du lobe sphénoïdal se groupent en un cordon arrondi, que l'on aperçoit au-dessus du corps genouillé externe (8; Pl. XL); ce cordon constitue la branche latérale de la commissure blanche antérieure.

Les fibres convergentes des régions externes et des régions inférieures se juxtaposent dans la capsule interne, d'où elles s'irradient vers leurs centres d'immersion.

Le noyau caudé (10; Pl. XL) occupe le bord externe de la cavité ventriculaire; le segment moyen du noyau lenticulaire fait sa première apparition. Le segment externe et le segment moyen sont traversés par des fibres ramifiées, issues des faisceaux spinaux.

Le centre antérieur de la couche optique a augmenté de volume; le centre moyen a acquis ses plus grandes dimensions; le centre médian n'est représenté que par sa partie la plus antérieure. Les noyaux rouges sont également moins développés, les faisceaux de fibres afférentes sont plus apparents et se dirigent vers la face interne et le hile du noyau. Le corpus Luysii (21; Pl. XL) est plus étendu; il reçoit par sa face interne des fibres nerveuses du faisceau cérébelleux supérieur.

En dehors de la substance grise du locus niger sont les faisceaux des fibres spinales postérieures; elles se terminent en pointe effilée dans la substance grise de la protubérance que traversent les fibres des pédoncules cérébelleux moyens. Les fibres de la portion sensitive des pyramides (25; Pl. XL) s'entre-croisent sur la ligne médiane du bulbe, mais elles ne sont plus en continuité avec les cordons postérieurs enlevés en partie par la coupe. Sur les côtés, apparaissent la corne postérieure et les faisceaux antéro-latéraux de la moelle. La membrane du corps olivaire s'étend moins bas que sur la coupe précédente; le grand noyau pyramidal de Stilling est plus apparent; les fibres efférentes du corps olivaire traversent sa substance grise pour gagner sur la ligne médiane les fibres homologues du côté opposé.

XLII. — *Coupe verticale transverse passant par le segment antérieur des noyaux rouges de Stilling.*

1. — Portion moyenne ou voûte du corps calleux, formée par les fibres commissurantes des régions supérieures et moyennes.

2. — Fibres convergentes des régions externes et supérieures, plongeant dans la substance grise du corps strié, qu'elles divisent pour former la capsule interne, et vont se grouper autour de la couche optique. Un fascicule longe la face externe du noyau lenticulaire, il constitue la capsule externe.

3. — Ensemble des fibres convergentes et commissurantes du lobe sphénoïdal.

4. — Dernier vestige de la corne d'Ammon ou hippocampe, dans le cul-de-sac qui clôt la cavité sphénoïdale.

5. — Apparition de la substance grise du ganglion olfactif.

6. — Section de la bandelette optique en avant de la substance grise des corps genouillés.

7. — Substance grise du noyau lenticulaire, présentant ses trois segments et les deux arcades, traversés par des filaments blancs très déliés, représentant le mode d'épanouissement des fibres convergentes et des fibres spinales antérieures.

8. — Section du noyau caudé formant le plancher du bord externe de la cavité des ventricules latéraux.

9. — Section du tænia semi-circularis sur le bord externe du centre antérieur.

10. — Mode de pénétration des fibres convergentes dans l'intérieur de la substance grise de la couche optique.

11. — Centre antérieur de la couche optique.

12. — Centre moyen de la couche optique.

13. — Portion antérieure du centre médian.

14. — Portion antérieure ou segment antérieur des noyaux rouges de Stilling.

15. — Faisceau de fibres efférentes antéro-latéral des noyaux rouges se portant ans la capsule interne. En bas et en dedans sont les faisceaux afférents à ces noyaux.

16. — Corpus Luysii (bandelette accessoire).

17. — Derniers vestiges de la substance grise du locus niger de Sœmmering.

18. — Section de la portion horizontale du trigone, bandelettes géminées. Ces andelettes se terminent par un bord effilé dans la cavité des ventricules latéraux. Au-essous est la cavité du ventricule moyen.

19. — Section des pédoncules supérieurs de la glande pinéale dans l'épaisseur des arois du ventricule moyen.

20. — Substance grise interpédonculaire ou *substance perforée* de Vicq-d'Azyr.

21. — Faisceau de fibres spinales postérieures. Ces fibres se portent en haut dans a couche optique; elles se terminent en bas dans la substance grise de la protubérance annulaire. Ce renflement, appelé aussi *pont de Varole*, est composé par un amas de substance grise que dissocie un groupe de fibres transversales et un groupe de fibres verticales. Il est entouré d'une écorce de substance blanche provenant en grande partie des pédoncules cérébelleux moyens.

22 — Fibres transversales des pédoncules cérébelleux moyens croisant les faisceaux de fibres spinales postérieures.

23. — Portion sensitive des pyramides antérieures.

24. — Cordons antéro-latéraux de la moelle.

25. — Mode d'entre-croisement des fibres des cordons antérieurs et des cordons postérieurs de la moelle.

26. — Substance grise centrale de la moelle (cornes postérieures).

27. — Olive bulbaire. Elle est séparée de la portion sensitive des pyramides antérieures par le *grand noyau pyramidal* de Stilling qui longe leur bord externe.

28. — Fibres efférentes olivaires émergeant de la cavité du corps olivaire. Le dernier vestige du cervelet est représenté, près du bord inférieur de la protubérance, par la coupe du lobule du pneumogastrique, reconnaissable à la forme spéciale de ses arborisations.

XLIII. — *Encéphale dont on a détaché la coupe précédente par une section verticale transverse de un millimètre d'épaisseur, faite des régions postérieures vers le genou du corps calleux.*

La substance grise corticale enveloppe la substance blanche, et donne naissance par sa face interne aux fibres nerveuses du centre médullaire.

Les fibres commissurantes des régions supérieures se portent d'un lobe à l'autre dans les régions homologues, en formant, dans la scissure inter-hémisphérique, la voûte du corps calleux. — Les fibres commissurantes du lobe sphénoïdal sont groupées en un cordon à l'angle postérieur du segment externe du noyau lenticulaire (voir 9, Pl. XLIV), qui constitue les branches latérales de la commissure blanche antérieure.

Les fibres convergentes se dirigent vers la capsule interne, puis se répartissent dans la substance grise des noyaux opto-striés.

La substance grise de la corne d'Ammon est épuisée par les coupes successives; on trouve, dans la région du lobe sphénoïdal qu'elle occupait, la substance grise du ganglion olfactif. Les fibres olfactives radiculaires externes contournent sa région externe et se dispersent dans sa masse. En haut et en dedans est la coupe des bandelettes optiques.

Le centre antérieur de la couche optique présente son plus grand diamètre. Il est en rapport en dehors avec les fibres du tænia semi-circularis qui le séparent du noyau caudé; il reçoit en dedans les pédoncules supérieurs de la glande pinéale. Le centre moyen tend à s'effacer; au-dessous est la section d'une portion des faisceaux de Vicq-d'Azyr; en dehors de ceux-ci, apparaît un faisceau formé par les fibres antérieures les plus internes des pédoncules cérébraux (voir Pl. XXVI, Pl. XXIX et 14, Pl. XXX), le faisceau antéro-interne, qui s'épanouit dans le corps strié.

Le corpus Luysii (16, Pl. XLII) présente ses plus grandes dimensions et sa forme semi-lunaire. Il reçoit des fibres cérébelleuses qui traversent les derniers vestiges de la substance grise de Sœmmering. La substance grise interpédonculaire occupe la ligne médiane au-dessus de la protubérance.

De chaque côté de l'axe médian, les fibres spinales antérieures s'inclinent en dehors pour gagner les trois segments du noyau lenticulaire et la substance grise du noyau caudé. Ces faisceaux traversent la substance grise de la protubérance annulaire, croisent les fibres transversales des pédoncules cérébelleux moyens, se prolongent dans le bulbe rachidien sous le nom de *pyramides antérieures* ou *portion motrice*, s'entre-croisent plus bas sur la ligne médiane (25, Pl. XLII) et se continuent, du côté opposé dans la moelle, sous le nom du cordons latéraux.

En dessous du lieu d'entre-croisement de ces faisceaux est la coupe des cordons antérieurs de la moelle, qui se sont écartés pour leur livrer passage (voir Pl. XLII).

Les corps olivaires se présentent sous l'aspect d'une petite éminence appliquée contre les pyramides antérieures. La membrane de substance grise est réduite à quelques replis dans lesquels abordent les fibres arciformes ; sa face interne émet des fibres efférentes à la limite du bulbe et de la protubérance ; dans l'espace compris entre les faisceaux des pyramides antérieures, apparaît une fossette étroite appelé *trou borgne* par Vicq-d'Azyr. Cette fossette se continue avec le sillon médian, qui occupe la face antérieure du bulbe rachidien.

XLIV. — *Coupe verticale transverse passant en arrière des tubercules mamillaires.*

1. — Portion moyenne ou voûte du corps calleux, constituée par les fibres commissurantes des régions supérieures et moyennes.

2. — Point de dissociation des fibres convergentes et commissurantes.

3. Fibres convergentes des régions supérieures et externes se portant dans la capsule interne. Ces fibres se recourbent, pénètrent dans le noyau caudé, s'insinuent au niveau des arcades dans le noyau lenticulaire, serpentent dans la substance grise de la couche optique.

4. — Fibres convergentes du lobe sphénoïdal se dirigeant vers la région inférieure de la capsule interne.

5. — Substance grise de l'avant-mur, dissociée par les faisceaux de fibres arciformes occipito-frontales.

6. — Faisceau qui forme la capsule externe.

7. — Segment externe du noyau lenticulaire. En dedans sont les deux noyaux jaunes, séparés par une arcade blanche. Le segment interne est subdivisé par une petite arcade blanche, de sorte que le noyau lenticulaire paraît composé de quatre segments, au lieu de trois qui sont décrits par les auteurs. Cette même disposition est bien manifeste sur les coupes horizontales (Pl. XXV et XXVI).

8. — Section de la bandelette optique.

9. — Section du faisceau arrondi, formé par le groupement des fibres commissurantes du lobe sphénoïdal, constituant les branches latérales de la commissure blanche antérieure.

10. — Fibres olfactives radiculaires externes pénétrant dans la substance grise du ganglion olfactif.

11. — Substance grise du noyau caudé, dans le plancher du bord externe de la cavité du ventricule latéral.

12. — Section des fibres du tænia semi-circularis en rapport avec le centre antérieur de la couche optique.

13. — Section de la portion horizontale ou intra-ventriculaire du trigone, bandelettes géminées.

14. — Mode de pénétration des fibres convergentes dans la substance grise de la couche optique.

15. — Centre antérieur, son volume est moindre que sur la coupe précédente.

16. — Centre moyen.

17. — Faisceaux de Vicq-d'Azyr (voir Pl. III). Ils mettent en connexion les cellules nerveuses de la substance grise du centre antérieur avec les cellules nerveuses de la substance grise des tubercules mamillaires.

18. — Faisceau antéro-interne des fibres spinales antérieures (voir Pl. XXVI, XXIX et 14 Pl. XXX).

19. — Tubercules mamillaires. Ces deux petites éminences arrondies, situées au-dessous du ventricule moyen, sont constituées par un amas de substance grise, entourée d'une écorce de substance blanche, formée par l'enroulement des fibres des pédoncules antérieurs du trigone avant leur épanouissement dans cette substance grise.

20. — Substance grise centrale, tuber cinereum.

21. — Fibres spinales antérieures se portant dans la substance grise du noyau caudé et du noyau lenticulaire. Un fascicule traverse la capsule interne et gagne la substance grise corticale du lobe frontal (voir Pl. VII). Les fibres spinales constituent un faisceau qui descend de chaque côté de la ligne médiane, à travers la protubérance annulaire et le bulbe rachidien, où ils forment la *portion motrice* des pyramides antérieures.

22. — Fibres transversales des pédoncules cérébelleux moyens dissociant la substance grise de la protubérance annulaire. Elles croisent perpendiculairement les fibres de la portion motrice (23) des pyramides.

24. — Trou borgne de Vicq-d'Azyr, au sommet du sillon médian antérieur du bulbe rachidien.

25. — Segment antérieur des olives bulbaires.

LV. — *Encéphale dont on a détaché la coupe précédente par une section verticale transverse de un millimètre d'épaisseur, faite des régions postérieures vers le genou du corps calleux.*

La substance grise corticale forme autour du centre médullaire une sorte d'écorce ériphérique.

Les fibres commissurantes des régions supérieures et moyennes constituent la voûte u corps calleux ; les fibres commissurantes du lobe sphénoïdal sont groupées en un aisceau arrondi sur le bord du segment externe du noyau lenticulaire (9 Pl. XLIV).

Les fibres convergentes des régions supérieures et moyennes n'atteignent plus la capule interne. Celle-ci est formée par les fibres convergentes des régions antérieures et par es fibres spinales antérieures (Pl. XI et 6 Pl. XX). Les fibres convergentes antérieures pénèrent dans la substance grise du noyau caudé, du noyau lenticulaire et de la couche optique.

En dehors du centre antérieur est la coupe de la veine du corps strié; il est en apport par sa face inférieure avec le faisceau de Vicq-d'Azyr, dont la partie postérieure est détachée par la section. Le centre moyen montre son dernier segment. Les aisceaux spinaux antéro-internes sont sectionnés, ainsi que les tubercules mamillaires qui présentent une écorce de substance blanche entourant un petit amas de substance grise, traversée de fibrilles blanches. Les bandelettes optiques (8 Pl. XLIV) continuent leur direction convergente, se réunissent en avant des tubercules mamillaires, où elles constituent le chiasma du nerf optique (4, Pl. XXXII, 18, Pl. XLVI et Pl. XLVII).

De petites stries blanchâtres, formées par l'épanouissement des fibres olfactives radiculaires externes, traversent la région externe de la substance grise des ganglions olfactifs (10 Pl. XLIV).

La protubérance annulaire est représentée par son segment antérieur ; il est composé de substance grise sillonnée de fibres transversales appartenant aux pédoncules cérébelleux moyens et de quelques fibres verticales provenant des pyramides antérieures du bulbe rachidien.

Sur son bord supérieur sont les fibres radiculaires des nerfs moteurs oculaires communs. L'artère basilaire, résultant de la réunion des deux artères vertébrales, gagne sa face antérieure; sur les côtés sont l'artère cérébelleuse inférieure et antérieure, caractérisée par ses flexuosités prononcées, et une branche de la cérébrale postérieure qui se rend à la partie inférieure du lobe sphénoïdal.

XLVI. *Coupe verticale transverse passant par la région moyenne du chiasma des nerf optiques.*

1. — Portion moyenne ou voûte du corps calleux, formée par les fibres commis surantes des régions supérieures et moyennes.

2. — Point de séparation des fibres commissurantes et convergentes.

3. — Fibres convergentes des régions supérieures et moyennes, interrompues l'entrée de la capsule interne.

4. — Fibres convergentes des régions antérieures (6; Pl. XX), croisant la directio des fibres précédentes.

5. — Substance grise de l'avant-mur.

6. — Fibres qui composent la capsule externe, contournant la face externe d noyau lenticulaire.

7. — Segment antérieur du ganglion olfactif recevant les fibres radiculair externes du nerf olfactif.

8. — Section des branches latérales de la commissure blanche antérieure, en con tiguïté avec la substance grise du noyau lenticulaire.

9. — Noyau lenticulaire présentant ses trois segments, séparés par les arcad externe et interne; sa masse est sillonnée de petits filaments très déliés provenant d faisceau spinal antérieur, qui se terminent en pointe effilée.

10. — Substance grise du noyau caudé, occupant le plancher de la cavité du ven tricule latéral.

11. — Fibres du tænia semi-circularis.

12. — Section de la portion horizontale ou intra-ventriculaire du trigone ou ba delettes géminées et des lamelles de la cavité de la cloison transparente.

13. — Mode d'épanouissement des fibres convergentes dans l'intérieur de la couc optique.

14. — Centre antérieur recevant les fibres du tænia semi-circularis.

15. — Substance grise des parois du ventricule moyen où vont s'amortir des groupes de fibrilles, issues des faisceaux convergents.

16. — Substance grise du tuber cinereum ou corps cendré.

17. — Section de la partie inférieure du pilier antérieur du trigone, dans son trajet récurrent vers les tubercules mamillaires (Pl. III et 12 Pl. XXX).

18. — Coupe d'ensemble du chiasma; mode d'entre-croisement des trois ordres de fibres qui constituent les bandelettes optiques. Les fibres postéro-internes sont commissurantes, les fibres médianes passent dans le nerf optique du côté opposé, les fibres latéro-antérieures gagnent le nerf optique du côté homologue (voir Pl. A, microphotographie).

19. — Section des bandelettes optiques.

20. — Nerfs optiques.

XLVII. — *Encéphale dont on a détaché la coupe précédente par une section verticale transverse de un millimètre d'épaisseur, faite des régions postérieures vers le genou du corps calleux.*

La substance grise corticale entoure le centre médullaire, s'enfonce dans les sillon profonds du lobe sphénoïdal, du lobule de l'insula et dans la scissure inter-hémisphé rique où elle se replie en dedans, au-dessous de la circonvolution crêtée (Sinus corpori callosi).

Les fibres commissurantes des régions supérieures et moyennes passent d'un lobe à l'autre dans les régions homologues et constituent sur la ligne médiane la portion antérieure du corps calleux. Les fibres commissurantes du lobe sphénoïdal se porten en haut et en dedans; celles des régions postérieures de ce lobe se sont groupées en un faisceau arrondi que la section a coupé entre le putamen et le segment moyen des noyaux jaunes (8, Pl. XLVI).

Les fibres convergentes des régions supérieures et externes ne dépassent pas l'entrée de la capsule interne; le fascicule de la capsule externe contourne la face externe du putamen. Les fibres convergentes des régions antérieures émergent entre le noyau caudé et le noyau lenticulaire; leur direction croise celle des fibres convergentes des régions supérieures.

La couche optique est réduite à la portion antérieure du centre antérieur; elle est limitée en bas par la substance grise centrale qui forme le plancher du ventricule moyen.

La portion horizontale ou intra-ventriculaire du trigone, bandelettes géminées, se groupe en un faisceau arrondi, *les piliers antérieurs du trigone,* qui plongent en bas dans la couche optique et dans la substance grise centrale du plancher du ventricule moyen où ils sont atteints par la section (17, Pl. XLVI).

La substance grise du ganglion olfactif est réduite à une couche extrêmement mince, traversée par des tractus très fins de fibres olfactives radiculaires externes. La coupe du chiasma montre la disposition des fibres des bandelettes optiques et leur trajet réciproque vers les nerfs optiques, qui se dirigent en avant, sous l'aspect de deux cordons grisâtres.

LVIII. — *Coupe verticale transverse passant en arrière de la commissure blanche antérieure.*

1. — Portion antérieure du corps calleux, formée par les fibres commissurantes es régions supérieures et moyennes.

2. — Point de dissociation des fibres convergentes et des fibres commissurantes.

3. — Fibres convergentes des régions supérieures et moyennes s'étendant jusqu'à entrée de la capsule interne.

4. — Fibres convergentes des régions antérieures, croisant la direction des fibres récédentes (voir Pl. X).

5. — Fascicule de la capsule externe.

6. — Substance grise de l'avant-mur dissociée par le faisceau de fibres arciformes ccipito-frontales.

7. — Fibres convergentes du lobe sphénoïdal.

8. Noyau lenticulaire composé de trois segments. De nombreuses fibres très déliées serpentent et s'épuisent en pointe éffilée dans leurs masses.

9. — Substance grise du noyau caudé du corps strié. Elle occupe presque la totalité du plancher de la cavité des ventricules latéraux.

10. — Centre antérieur de la couche optique.

11. — Substance grise du plancher du ventricule moyen.

12. — Section des lamelles de la cloison transparente et de la substance grise qui les recouvre.

13. — Section des piliers antérieurs du trigone dans leur trajet descendant et récurrent vers les tubercules mamillaires.

14. — Commissure blanche antérieure. Ses branches latérales sont sectionnées près de l'arcade externe du segment moyen du corps strié (voir Pl. XXVII). Sa portion

médiane est croisée perpendiculairement par les piliers antérieurs du trigone, qu passent en arrière de cette commissure, et s'écartent l'un de l'autre pour gagner le tubercules mamillaires (voir Pl. III). Ils laissent ainsi dans le ventricule moyen, entr eux et la commissure, un espace triangulaire que Vieussens a appelée *Vulve* et qu' supposait communiquer avec l'intérieur du ventricule de la cloison transparente. Ce espace est diamètralement opposé à l'orifice nommé *Anus*, qui forme l'ouverture anté rieure de l'aqueduc de Sylvius. Le ventricule moyen serait de la sorte en communi cation avec les quatre autres cavités ventriculaires.

15. — Section verticale des fibres olfactives.

XLIX. — *Encéphale dont on a détaché la coupe précédente par une section verticale transverse de un millimètre d'épaisseur, faite des régions postérieures vers le genou du corps calleux.*

La substance grise corticale circonscrit chacun des hémisphères et la portion antérieure des lobes sphénoïdaux.

De sa face interne, naissent les fibres commissurantes qui forment par leur groupement la portion antérieure du corps calleux. Les fibres commissurantes des régions inférieures se portent en dedans, puis se relèvent et convergent vers la ligne médiane (voir Pl. VII).

Les fibres convergentes se dirigent vers les noyaux opto-striés et atteignent la capsule interne, constituée en majeure partie par les fibres convergentes des régions antérieures, par le contingent des fibres des régions inférieures et internes (7; Pl. IV) et par les fibres spinales antérieures. Ces divers ordres de fibres s'immergent dans les trois segments du noyau lenticulaire, dans le noyau caudé du corps strié et dans la couche optique.

Les lobes sphénoïdaux sont composés par les fibres médullaires de leur extrémité antérieure; leurs connexions avec les régions centrales ne sont plus apparentes.

La section étendue de la commissure blanche montre la direction des fibres qui la constituent; ses rapports avec le putamen, les noyaux jaunes, la substance grise du quatrième ventricule et les piliers antérieurs du trigone; la planche XXVIII complète ces descriptions topographiques en indiquant les relations de ses branches latérales (10') avec la substance médullaire des lobes sphénoïdaux.

Le faisceau radiculaire des fibres olfactives est sectionné à son origine. Il est composé par la réunion de deux ordres de fibrilles blanches : les unes émergent de la substance grise centrale, ce sont les *racines blanches internes* ou *courtes;* les autres l'abordent par le côté externe, ce sont *les racines blanches externes* ou *longues;* elles proviennent de la substance grise du ganglion olfactif (7, Pl. XLVI et Pl. XLVII).

Ces troncs nerveux sont en rapport avec la série d'artérioles fournies par l'artère cérébrale antérieure, qui irrigue la tête du corps strié, et celle qu'émet l'artère sylvienne, que l'on aperçoit dans la scissure de ce nom; cette série d'artérioles pénètre par les trous de l'espace perforé antérieur.

L'espace perforé antérieur ou *quadrilatère perforé* fournit la troisième racine o *racine grise* des nerfs olfactifs. Elle a l'apparence d'un petit cône gris, situé l'entrée de la scissure olfactive. Le tronc du nerf olfactif, qui résulte de la réunic de ces trois racines, est donc composé de substance blanche et de substance gris (voir Pl. LI).

L. — *Coupe verticale transverse passant par le bord antérieur de la commissure blanche antérieure.*

1. — Portion réfléchie ou genou du corps calleux, formée par les fibres commissurantes des régions supérieures et moyennes.

2. — Point de dissociation des fibres convergentes et commissurantes.

3. — Fibres convergentes se portant dans la capsule interne.

4. — Fascicules des fibres convergentes des régions antérieures et des régions inférieures et internes.

5. — Fascicule qui forme la capsule externe.

6. — Substance grise de l'avant-mur.

7. — Fibres médullaires des régions antérieures du lobe sphénoïdal.

8. — Fibres commissurantes des régions inférieures et antérieures se relevant en haut et en dedans (voir Pl. VII).

9. — Noyau lenticulaire. Il est composé du segment moyen et du segment externe; le segment interne est épuisé.

10. — Substance grise du noyau intra-ventriculaire ou tête du corps strié. Les fibres convergentes et les fibres spinales antérieures rayonnent dans toute la masse de ces deux noyaux du corps strié.

11. — Section des piliers antérieurs du trigone.

12. — Cavité de la cloison transparente ou septum lucidum.

13. — Substance grise des parois du ventricule moyen.

14. — Section de la portion médiane de la commissure blanche antérieure, en rapport avec le segment moyen du noyau jaune.

15. — Coupe prismatique du tronc des nerfs olfactifs.

LI. — *Encéphale dont on a détaché la coupe précédente par une section verticale trans verse de un millimètre d'épaisseur, faite des régions postérieures vers le genou du corps calleux.*

La substance grise corticale enveloppe de toutes parts les hémisphères cérébraux ils ne comprennent que leur portion antérieure, c'est-à-dire les lobes frontaux. L scissure de Sylvius les sépare des derniers vestiges des lobes sphénoïdaux.

Les fibres commissurantes des régions supérieures et moyennes se détachent de l base des circonvolutions, passent dans les régions homologues du lobe du côté opposé en formant sur la ligne médiane la portion réfléchie ou genou du corps calleux.

Les fibres commissurantes des régions inférieures ou lobules orbitaires, contour nent la face inférieure et interne du corps strié, se dirigent en dedans et en haut ver leurs congénères des régions supérieures, auxquelles la lamelle de la cloison transpa rente les réunit. Ces faisceaux constituent la partie en crochet ou bec du corps calleu (voir Pl. II).

Les fascicules convergents des régions antérieures traversent, dans presque toute s hauteur, la masse du corps strié, qu'elles divisent en *noyau intra-ventriculaire* et e *noyau extra-ventriculaire* (voir Pl. X et 3 Pl. XXIV). Le noyau intra-ventriculaire, o *tête* du corps strié, est en rapport en dedans avec la corne frontale de la cavité des ven tricules latéraux et plus bas avec les faisceaux des fibres commissurantes des régior inférieures ou orbitaires.

Cette section des hémisphères présente sur le bord externe du gyrus rectus, dar la scissure olfactive, la forme triangulaire de la coupe du tronc des nerfs olfactifs; o remarque que la substance grise occupe la région centrale et l'angle supérieur, tandi que la substance blanche l'entoure comme une écorce; que l'arachnoïde et la pie-mèr passent d'un bord à l'autre de la scissure, sans former une gaine à ce tronc.

.11. — *Coupe verticale transverse passant par la région antérieure du noyau lenticulaire.*

1. — Portion réfléchie du genou du corps calleux, formée par les fibres commissurantes des régions supérieures et moyennes.

2. — Point de dissociation des fibres convergentes et commissurantes de la région supérieure.

3. — Fibres convergentes des régions supérieures et moyennes, plongeant dans la substance grise du corps strié.

4. — Fibres convergentes des régions antérieures, séparées en fascicules isolés et stratifiés, en continuité plus bas avec les fascicules formés par les fibres convergentes des régions inférieures et internes.

5. — Fascicule qui forme la capsule externe.

6. — Substance grise de l'avant-mur dissociée par l'ensemble des fibres convergentes et commissurantes de la région moyenne.

7. — Point de séparation des fibres convergentes et commissurantes de la région inférieure.

8. — Fibres commissurantes des régions inférieures se rendant dans les régions homologues des lobules orbitaires. Elles forment, par leur passage dans la scissure inter-hémisphérique, une lame épaisse, qui tend à rejoindre les fibres congénères de la région supérieure.

9. — Section des lamelles de la cloison transparente. Elles adhèrent par leur bord supérieur et par leur bord inférieur aux deux portions de la boucle que forme le genou du corps calleux (voir Pl. II).

10. — Substance grise du noyau intra-ventriculaire ou tête du corps strié. Les fibres convergentes pénètrent dans sa masse sous l'aspect de filaments très déliés ; quelques groupes sont coupés perpendiculairement à leur direction.

11. — Région antérieure du segment externe du noyau lenticulaire presque complètement isolée du noyau intra-ventriculaire.

12. — Coupe du tronc du nerf olfactif dans la scissure olfactive, montrant sa forme triangulaire et la situation centrale de la substance grise.

LIII. — *Encéphale dont on a détaché la coupe précédente par une section vertica transverse de un millimètre d'épaisseur, faite des régions postérieures vers le genou du corps calleux.*

Cette portion de l'Encéphale ne comprend que les lobes frontaux. La substance gri qui forme la couche corticale est moins abondante que dans les régions postérieur des hémisphères cérébraux ; cependant elle présente une grande épaisseur sur quelqu circonvolutions des lobules orbitaires.

Le centre médullaire est formé par les fibres commissurantes des régions sup rieures et moyennes qui constituent la portion réfléchie du corps calleux, et par le fibres commissurantes des régions inférieures ou orbitaires qui forment la portio récurrente du genou. Ces deux ordres de fibres n'ont pas encore atteint le contact ave leurs congénères. Elles sont réunies par deux lamelles de substance médullaire, tendue verticalement comme une cloison dans la cavité antérieure des ventricules, qu'elle séparent en deux cavités latérales.

Ces lamelles se continuent par leur bord inférieur avec les bandelettes géminées elles s'écartent supérieurement l'une de l'autre et laissent entre elles, entre les fibre commissurantes et le trigone, un espace triangulaire connu sous le nom de *ventricule d la cloison transparente*. Chaussier l'appelle *sinus du septum* médian ; Wenzel le désign sous le nom de *premier ventricule*, tandis que Cuvier le nomme *cinquième ventricule* Ces lames sont tapissées sur leurs deux faces par la substance grise centrale qui s'étale depuis l'aqueduc de Sylvius, sur la région médiane de l'encéphale ; chacune de ce couches de substance grise est en outre recouverte par l'épendyme.

Les fibres convergentes du centre médullaire se dirigent vers la substance grise d corps strié. Les fascicules stratifiés des fibres convergentes des régions antérieure dissocient cette masse de substance grise ; les fibres convergentes des régions infé rieures et internes complètent l'isolement du corps strié en deux noyaux.

Le noyau intra-ventriculaire occupe toute la cavité de la corne frontale des ventri cules latéraux ; sa masse est traversée par des fibrilles : les unes sont coupées perpen diculairement à leur direction, les autres serpentent et se terminent en pointe effilée.

Le noyau extra-ventriculaire est réduit à une mince couche de substance grise d putamen ; il est séparé de l'avant-mur par les fibres de la capsule externe.

Les nerfs olfactifs apparaissent dans la scissure olfactive, au-dessus du point form par la pie-mère et l'arachnoïde, sous l'aspect de troncs prismatiques et triangulaires

LIV. — *Coupe verticale transverse passant par le bord postérieur de la portion réfléchie du corps calleux.*

1. — Portion réfléchie ou genou du corps calleux, formée par les fibres commissurantes des régions supérieures et moyennes.

2. — Point de dissociation des fibres convergentes et des fibres commissurantes.

3 — Fascicules des fibres convergentes des régions antérieure, moyenne et inférieure pénétrant dans la substance grise du corps strié. Ces fibres s'immergent dans sa masse sous la forme de petits filaments très déliés et onduleux.

4. — Substance grise de l'avant-mur dissociée par l'ensemble des fibres convergentes et commissurantes.

5. — Fibres convergentes des régions inférieures ou orbitaires.

6. — Fibres commissurantes des régions inférieures ou orbitaires constituant, avec leurs congénères des régions supérieures, la portion réfléchie ou genou du corps culleux.

7. — Noyau intra-ventriculaire, ou tête du corps strié, occupant la corne frontale de la cavité des ventricules latéraux.

8. — Coupe du tronc du nerf olfactif, montrant la forme triangulaire et la substance grise située à la région centrale.

LV. — *Coupe verticale transverse passant par le genou du corps calleux.*

1. — Segment antérieur de la portion réfléchie ou genou du corps calleux, formé par l'ensemble des fibres commissurantes des régions supérieure, moyenne et inférieure ou orbitaire.

Ces divers ordres de fibres prennent naissance à la base de la substance grise corticale, se dirigent vers l'extrémité de la scissure inter-hémisphérique, qu'elles contournent et gagnent dans le lobe opposé les régions homologues à celles dont elles dérivent. Ces fibres décrivent par conséquent un trajet curviligne, à concavité supérieure pour les fibres commissurantes des régions supérieures, à concavité tournée en bas pour les fibres des régions inférieures. Ces faisceaux curvilignes s'adossent sur la ligne médiane où ils forment la portion réfléchie du corps calleux.

2. — Extrémité antérieure de la corne frontale des ventricules latéraux. Les fibres commissurantes se juxtaposent sur la face supérieure des noyaux opto-striés, qu'elles enserrent comme une voûte. Il en résulte un espace libre, appelé cavité ventriculaire, limité sur les points de dissociation des fibres convergentes, au moment où elles pénètrent dans la substance grise du corps strié. Cette cavité est close en avant par le rapprochement progressif de la portion médiane des fibres commissurantes des régions supérieures et inférieures.

3. — Fibres arciformes se rendant de la base d'une circonvolution à celle de la circonvolution voisine, nommées par Gratiolet *fibræ propriæ.*

4. — Coupe du tronc du nerf olfactif, sur le bord du *gyrus rectus*, dans la scissure olfactive.

TABLE DES MATIÈRES

5709-86 — Corbeil. Typ. et stér. Crété.